KOMI 理論
—— 看護とは何か，介護とは何か ——

KOMI Theory
—— Basic Principles of Nursing and Care-Work ——

金井一薫 著

現 代 社

はじめに

　1893年，フロレンス・ナイチンゲール（1820〜1910年）は，自らが措定し，また確立した看護の役割や技術およびそれを支える看護の原理について，それは「新しい芸術であり新しい科学でもある」[1]と宣言した。
　この近代看護技術および近代看護学の誕生からおよそ100年。この間，わが国の看護と看護学とはどのような成長過程をたどり，今どのような方向に向かって歩もうとしているのだろうか。また近年わが国で誕生した専門職としての介護職は，今何を目指し，どこに向かって成長しようとしているのだろうか。

　およそ30年前の看護界にあっては，
　　"看護に学問は存在しない。"
　　"看護はきわめて日常性が高く，また人間的な営みであるがゆえに，科学的な思考は馴染まない。"
　　"看護実践の対象は人間であり，個別性や一回性という特徴を持つので，日常の看護現象から一般論を導くことは不可能ではないか。"
などという考え方が，まだ根強く残っていた。そしてこの思考は，現在の介護職がごく一般的に抱いているものと一致している。
　しかし，そうした時代状況にあって，ナイチンゲールの著作を基軸として導き出した看護理論を，『科学的看護論』[2]として体系化した薄井坦子は，その後，千葉大学看護学部で「看護学原論」という講義を行い，看護は学問として優れた内容と構造を備えていることを，内外に示したのであった。
　「学とは，対象とした事実の内部にひそむ一般性を論理として抽き出し，それら論理をさらに一般化しつつ一つの体系として築きあげた理論である。」[3]
　これは『看護学原論　講義』の冒頭に述べられた薄井の言葉である。
　筆者が本論文で提唱する「KOMI理論」は，このナイチンゲール思想から『科学的看護論』へと展開された学問の系譜を引くものである。しかしKOMI理論は，『科学的看護論』が提示された時代にはまだ一般に認識されていなかった介護職をも対象として，看護や介護など，他者に対する援助やケアなどの実践そのものを視野に据えて，ケアの原理論として集大成されたものである。さらにKOMI理論においては，ケアワーク（看護・介護）実践を展開するための実践方法論をも確立し，21世紀の看護・介護現場（病院や社会福祉施設のみでなく，在宅ケアをも含む広範囲のケアワーク実践）に，広く活用される可能性を追求している。
　その意味で「KOMI理論」によって導か

---

1) F・ナイチンゲール著，薄井坦子他訳「病人の看護と健康を守る看護」『看護小論集』p. 39, 現代社, 2003.
2) 薄井坦子『科学的看護論』日本看護協会出版会, 1974.
3) 薄井坦子『看護学原論　講義』p. i , 現代社, 1984.

れるケアの実践は，21世紀における"新しい芸術であり新しい科学でもある"と言えるかもしれない。

　ここでは，まず「KOMI理論」形成に至るまでの筆者の心の原風景を描くことから始めたい。

　1970年代，わが国には日本人による上記の優れた看護理論が存在したにもかかわらず，それと並行して，いやそれをはるかに凌ぐ勢いで，次々とアメリカの看護論や看護理論が翻訳され，看護現場に導入されつづけてきたのが現実である。そして，この傾向はますます加速されて今日に至っている。アメリカの先進的（？）な医療現場からの報告や，次々と発表される新しい看護理論の紹介は，日本のナースたちの目を真っ直ぐアメリカに向かわせ，アメリカ看護をモデルとする看護の臨床体系と教育体系とが出来上がっていった。

　しかし，アメリカの看護論には，薄井が指摘するような，看護臨床や看護実践を内部から構造化・一般化した明確な原論は存在せず，"人間学としての看護論"という要素がきわめて強いものであった。看護原論の輪郭を曖昧にしたままで，患者や看護師の言動や心理を，心理学的に，また行動学や現象学やシステム論で説くアメリカの看護論や教育論をいくら取り込んで日本の看護実践に同化させようとしても，そもそも社会保障形態や社会の文化背景やものの見方や行動様式において，著しい相異のあるわが国の医療・看護現場に根づくはずがない。

　この木に竹を接ぐような違和感は，筆者が常に心に抱いていたもので，それは常時しこりのように存在し，時代の経過とともにしだいに膨れ上がっていった。

　ではどうすればよいのか。

　この違和感やしこりを解消するには，自らが納得する看護原理を土台にして実践理論を構築し，それを日本の臨床に適合させ，その原理で臨床を具体的に動かし，さらに根づかせるしかない。そう思うようになった。

　これが，日本の看護をめぐる筆者の心の原点である。そこから筆者の思索への旅と実践への具体的適用を探る旅が始まったのである。

　ナイチンゲールが措定し，表現した"看護の原理"を，いかにして移り変わりの激しい現代の日本の臨床に実現するか。この学問的作業のなかで筆者が集注したことは，①ナイチンゲールの著作の徹底的研究，②日本人による看護論の研究，③アメリカ看護論の研究である。

　その結果，第一ステップとして，筆者独自の「ナイチンゲール看護論」を描き，それを1993年に『ナイチンゲール看護論・入門』[4]として上梓した。本書においては，看護の原理を明確にし，それを土台にして看護実践を看護そのものに導くための"5つの看護のものさし"を提言した。ものさしは，ナイチンゲールが『看護覚え書』[5]のなかで呼びかけた"What it is and what it is not"（看護であるものとないもの）という発想の具現を目指したものであり，まさに看護の原理を実践的に表現しようとしたものである。このものさしの存在によって，実践が動くだろうことは強く期待できた。事実，ものさしの発想は，多くの臨床家たちの間に広がっていっ

4）金井一薫『ナイチンゲール看護論・入門』現代社，1993.
5）F・ナイチンゲール著，湯槇ます・薄井坦子他訳『看護覚え書』第6版，現代社，2000.

た。この段階で筆者の役割は終了したかのように思えた。

だがその頃には，すでにわが国は保健・医療・福祉の統合と連携の時代を迎えており，筆者は日本社会事業大学の教員として，新たに"看護と介護"というわが国独自の臨床的課題を解決する立場に置かれていた。

「KOMI 理論」は，こうした新しい時代の幕開けのなかで，時代の要請に応える形で，長年にわたって行なってきた看護論探究から得た私見をもとに，看護実践に加えて介護実践をも対象とする「ケアの原理」を追求するという形で構築したものである。

さて，このような経緯を経て，筆者が看護界と福祉界に向けて「KOMI 理論」を提示してから，すでに7年の歳月が流れている。

「KOMI 理論」という名称を意識して使うようになったのは，1996年に「生活過程評価チャート」（通称 KOMI チャート）が完成したのを機に，同年「KOMI 理論研究会」を創設したことがきっかけである。

KOMI 理論の「KOMI」とは，筆者の名前に因んで，「Kanai Original Modern Instrument」の頭文字をとって付けた呼称である。

KOMI 理論は，ナイチンゲール看護論を基盤にしながらも，看護と介護を統合した思想体系を持つもので，ナイチンゲール思想を継承する"金井方式"のケアの原理論として位置づけられ，今日を迎えている。

一般に，「看護」と「介護」とは，互いに異なる実践の体系と原理を持つ，まったく異種の専門職であるととらえられている。

一方は医療職であり，もう一方は福祉職である。双方は実践の形態や対象へのアプローチの仕方において差異があってしかるべきである，と考えるのは，一見もっともなことである。

しかしながら，長年看護職の本来のあり方を探ってきた筆者から見れば，特に高齢者ケアに携わる職種として福祉界が生み出した介護職は，看護職と何ら変わらないケアの視点（ケアの本質や原理）を持つ専門職である。援助技術そのものにおいても，方法論はほとんど同一であり，カバーする領域までもが大きく重なっていて，両者の境界線を見出すことのほうが，むしろ困難なほどである。人々はなぜ，共通項に目を向けないのであろうか。

「看護」と「介護」は異なる職種であるという見解は，看護界と同様に福祉界にも根強く浸透しており，各々には「看護論」や「介護論」が存在するものの，両者を結びつけて1つにしようと試みるケアの原理論は，筆者が知るかぎり皆無である。一般的には看護と介護の間には，看護のほうが資格上では格が高いという見解が広がっていることも，看護と介護の統合と連携を困難にしている原因の1つである。

「KOMI 理論」は，こうした時代思潮の流れのなかで，当初から両者を一体化させて考えてきた。看護も介護も目指すケアの方向性は同じであり，両者は兄弟姉妹の関係を創り，ともに日本が生み育てた"介護保険制度"のもとで，しっかりと手を携えて，世界に範となるようなケアワーク実践の姿を表出しなければならないと考えるのである。そのための指針として，「KOMI 理論」は必要不可欠な論理を提供する。

その点で「KOMI 理論」は，一般的に看護界が求めている「看護論」ではなく，また福祉界がアプローチしてきている「介護論」でもない。

本来，看護と介護という2つの領域を合わ

せた言葉があれば論じやすいのだが，今現在，看護・介護を合体させた言葉を捜すことは，日本のみならず，世界のどの国を見渡してみても不可能である。それゆえ，新しい概念を表わす言葉として，「KOMI」という単語をもって論ずるよりほかはないのである。「KOMI」という単語を，「看護・介護」領域の本質を説く新しい言葉として認知されていくことを期待したい。

「KOMI理論」はこれまで，未完成のまま歩んできたが，ここにきてようやく全体構想の完成を見るに至ったので，本論文においてその骨子を提示するとともに，基本的考え方（KOMI思想）を整理することによって，広く世に問うことにした。

「KOMI理論」としての本論文の特徴は，以下の5項にまとめることができる。同時にこの5項は，KOMI理論を構成する6構成要素として提示することが可能である。

1．KOMI理論は，保健・医療・福祉の統合と連携の時代にあって，看護・介護原理論として位置づけられ，保健・医療職と福祉職のいずれの職種においても活用できる，ケアの原理を明確に打ち出すものである。
　　―KOMI理論における目的論―

2．KOMI理論は，ケアの対象である"人間"のとらえ方において，従来のケア論にはなかった5つの視点を明示し，「生活」と「人間」をより鮮明に描き出す。
　　―KOMI理論における対象論―

3．KOMI理論においては，従来，医学・医療領域の知識として認知されてきた"病気や症状のとらえ方"を，看護・介護の視点でとらえることの重要性を説き，病気への具体的なアプローチを総論レベルで明らかにする。
　　―KOMI理論における疾病論・総論―

4．KOMI理論の方法論とその具体的展開は，看護・介護過程の展開やケアマネジメント過程の展開と連動し，単にニーズ分析に基づく問題指向型解決を目指すのではなく，その人の"持てる力"や"健康な力"や"残された力"に着目したプラス志向を取り込み，目標指向型解決の手法を打ち出して，ケアワーク実践に本来の価値と科学性を付与するものである。
　　―KOMI理論における方法論―

5．看護と介護の専門職教育のあり方を具体的に提言し，さらにケアワーク実践を支える管理・組織論にも言及することによって，これからの看護職と介護職の統合と連携の姿を描き，専門性確立に向けた提言を行う。
　　―KOMI理論における教育論・組織論―

本論文では，上記の構成要素について，章を追って詳細に提示し，結果的にKOMI理論の内容の全貌を明らかにするとともに，KOMI理論の思想特性を，アメリカ看護論や日本の看護・介護論と比較することで，一層その輪郭を明確にする。

目次

はじめに ……………………………………………………………… 3

序章：KOMI理論に流れる思想特性 ……………………………… 9
1．ナイチンゲール思想を基盤とする"現代ケア論"　9
2．看護と福祉は同根の歴史と思想を持つという視点　11
3．看護・介護実践における各々の独自性の明確化　12
4．看護と介護の連携と統合をうながす実践方法論の共有化　14
5．看護・介護実践を支える科学的思考の重視　15
　　——技術の根拠を求めて——

第1章：ナイチンゲール思想の真髄と全体像 …………………… 19
1．ナイチンゲールの看護観　19
2．ナイチンゲールの生命観と疾病観　23
3．ナイチンゲールの健康観　26

第2章：KOMI理論における目的論 ……………………………… 31
1．ナイチンゲール看護思想が介護思想にもなる理由　31
2．看護・介護に共通する「ケアの目的」と定義　33
3．ケアの5つのものさし　34

第3章：KOMI理論における疾病論・総論 ……………………… 37
1．医学の視点でなく，看護・介護の視点で病気を見つめる　38
2．ケアの視点で病気を見つめるための「思考過程」　41

第4章：KOMI理論における対象論 ……………………………… 47
1．対象の見つめ方・その1　47
　　——人間は「生命過程」と「認識過程」を持つ存在である——
2．対象の見つめ方・その2　48
　　——「生命過程」を支える「生活過程」のあり方——
3．対象の見つめ方・その3　50
　　——「生活過程」は「認識過程」によって創られ，
　　　「認識過程」は「生活過程」を通して変化する——
4．対象の見つめ方・その4　51
　　——「社会過程」とのつながりを解く——
5．対象の見つめ方・その5　53
　　——「自然過程」（自然界）の諸要素を見つめ活用する——
6．対象論を構成する5項目における各々の諸要素　54
7．対象論の全体像　59

第5章：KOMI理論における方法論 ……………………………… 61
1．看護・介護における方法論の視点　61
2．「方法論の展開」を支える視点　71
　　——「生活過程」の15項目を具体的に描く——

第6章：KOMI 理論における教育論 ………………………………… 85
　――専門性の確立と新しい看護・介護教育のあり方――
　1．ナイチンゲール方式に学ぶ「職業教育の原理」　85
　2．現行看護・介護職養成カリキュラムから，
　　　看護および介護本来のあり方を描く　88
　3．看護師教育と介護福祉士教育のあり方への提言　98

第7章：KOMI 理論における組織・看護論 ……………………………… 99
　1．「三段重箱」の発想をもとに，看護・介護管理の臨床的構造を見る　99
　2．管理の基本となるもの　102
　3．管理者に求められるもの　103
　4．組織・管理論における現代的課題　105

第8章：アメリカの諸看護論とナイチンゲール看護論との比較研究 ………… 107
　1．アメリカの看護論の流れと日本の看護　107
　2．看護の定義をめぐって　109
　3．アメリカにおけるナイチンゲール看護思想の誤解と KOMI 理論の優位性　113

第9章：日本で活用された代表的な「アメリカ看護論」と「KOMI 理論」との
　　　　比較研究 …………………………………………………………… 117
　　　――「ヘンダーソン看護論」と「オレム看護論」と「KOMI 理論」――
　1．「ヘンダーソン看護論」の骨子と特徴　117
　2．「オレム看護論」の骨子と特徴　119
　3．「KOMI 理論」との比較を通して　122

第10章：日本における看護・介護論と「KOMI 理論」との比較研究 ……… 129
　1．日本における看護論の概要　129
　2．『科学的看護論』と「KOMI 理論」との比較　130
　3．日本の介護論の概要と限界　137

第11章：看護・介護臨床における「KOMI 理論」の活用実態と
　　　　今後の課題 ………………………………………………………… 143
　1．病院・施設における「KOMI 理論」の活用実態　143
　2．文献検索を通して「KOMI 理論」を検証する　145
　3．「KOMI 理論学会」（第1回〜第7回）集録を通しての考察　146
　4．「KOMI 理論」の今後の課題と展望　148

おわりに ……………………………………………………………………… 151
　【資料】金井一薫著：ナイチンゲール関係邦文文献目録 ……………… 153
　【引用文献一覧】 …………………………………………………………… 158
　【参考文献一覧】 …………………………………………………………… 161

序　章：KOMI 理論に流れる思想特性

　KOMI 理論は長い年月をかけて醸成されてきた看護・介護のための実践理論であり，2 つの領域を融合させるための原理論である。
　ここでは，KOMI 理論の底を流れる思想特性について論述する。

1．ナイチンゲール思想を基盤とする "現代ケア論"

　KOMI 理論の思想特性の第 1 点目は，KOMI 理論はナイチンゲール思想を現代に継承するものであるという点である。
　ナイチンゲールはその 90 年に及ぶ生涯のなかで，150 点もの印刷文献を著わしており，そのなかの数点は古典とも言える名著である。しかしながら，伝記のなかで語られているナイチンゲールは，クリミア戦争で活躍した "看護婦" というイメージ一色で，日本においてだけでなく世界の多くの人々は，ナイチンゲールがユニフォームを着て活躍したのは，わずか 3 年弱であるという事実を含めて，彼女のほんの一面しか理解していない。また学問領域においても，20 世紀半ば過ぎまでは，ナイチンゲールの業績分析が本格的に行われた形跡はなかったし，著作そのものに関心が寄せられることも少なかった。

　だが，ナイチンゲールの死後 60 年が経過した 1974 年から 1977 年にかけての日本の看護界において，150 編の論文中，代表的な文献 15 編と書簡 14 編が翻訳され，『ナイチンゲール著作集・全 3 巻』[1)]に収められた。これ以降，薄井坦子によって『科学的看護論』[2)]が編まれたのを出発点として，ナイチンゲール思想研究は世界に先駆けて，日本において着手された。
　筆者が初めてナイチンゲール文献に触れたのは，1970 年代初頭である。それは上記のナイチンゲール著作集が世に出る直前のことであったが，この著作集の出版は，その後の筆者のナイチンゲール研究にとって大きな支えとなった。
　筆者が共著で最初の論文「ナイチンゲールの健康・病気のとらえ方」[3)]を書き上げた当時（1975 年）には，ナイチンゲール研究は，まだ世界のどの国においてもなされていなかった。その後 30 年が経過した今日においてすら，本格的なナイチンゲール思想研究は，日本以外の国では進んでいないのが現状である。
　現在，筆者において，ナイチンゲール思想の解明というテーマについては，ほぼ完了した段階である。筆者の過去 30 年に及ぶナイチンゲール思想研究の成果は，本論文の末尾

---

1) F・ナイチンゲール，湯槇ます監修『ナイチンゲール著作集・全 3 巻』現代社，1974～1977．
2) 薄井坦子『科学的看護論』日本看護協会出版会，1974．
3) 金井きよみほか「ナイチンゲールの健康・病気のとらえ方」綜合看護，第 10 巻第 4 号（1975 年 4 号），p.63～79．

に資料[4]として掲載したのでご覧いただきたい。文献のタイトルを見れば，筆者のナイチンゲール研究への関心が，ナイチンゲールの生涯や彼女の文献の概要を追跡することに向けられていた時代から，しだいに思想内容の分析や，その実践現場への適用の問題，さらには福祉分野との共通問題を探る方向へと移行していった経緯を理解していただけるものと思う。

さて，ナイチンゲールの思想体系は，そのスケールの大きさと奥行きの深さにおいて，並みのものではない。このテーマを記述するだけで数冊の本が書けるだろう。KOMI理論は，①目的論，②疾病論，③対象論，④方法論，⑤教育論，⑥組織論において，ナイチンゲール思想の影響を大きく受けている。特に目的論と疾病論は，ナイチンゲールの思想がなかったならば，完成することはなかったであろう。つまり，ナイチンゲールの著述をもとにして，今日の看護・介護原理論が構築されたのである。この点で，まさにKOMI理論はナイチンゲール思想を継承するものである。

ここでナイチンゲール思想の核心について触れたい。

『看護覚え書』において，ナイチンゲールは，

「私はほかに良い言葉がないので看護という言葉を使う。看護とはこれまで，せいぜい薬を服ませたり湿布剤を貼ったりすること，その程度の意味に限られてきている。しかし，看護とは，新鮮な空気，陽光，暖かさ，清潔さ，静かさなどを適切に整え，これらを活かして用いること，また食事内容を適切に選択し適切に与えること——こういったことのすべてを，患者の生命力の消耗を最小にするように整えること，を意味すべきである」[5]と述べている。

nurseの語源は，ラテン語のnoutureからきており，この言葉には"養育する"という意味が込められていた。それが英語のnurture（養育する，栄養物を与える）nutrition（養物，栄養）に転化し，さらにnurse, nursing（授乳する，世話をする，看病する，養育する）となって今日に至っている。

ナイチンゲールの看護のとらえ方は，語源の意味に限りなく近く，看護本来の姿は，患者の生命力の消耗を最小にしながら行う生活援助行為であると位置づけている。しかし，看護が社会化されようとしていた19世紀半ばのイギリスにおける病院看護の実態は，専門知識も教養もない，極貧の年配の女性たちによって，不潔な環境のなかで，医師の指示による簡単な治療処置と，最小限の日常生活の世話とが行われていただけだったのである。

したがって，看護の専門性を高めようと考えたナイチンゲールは，まずは看護本来のあり方を示し，理解を得ようとしたのである。そのために書かれたのが，先の『看護覚え書』であるが，その際に彼女は，自身が思考し示そうとした内容を的確に表現する言葉を，当時の英語表現のなかには見出せなかった。そこで，ナイチンゲールは「ほかに良い言葉がないので看護という言葉を使う」と述べたのであるが，そのナイチンゲールが示し

---

[4] 筆者がこれまでに著わしたナイチンゲールに関する文献数は，1975年から今日まで，およそ110編になった．

[5] F・ナイチンゲール著，湯槇ます・薄井坦子他訳『看護覚え書』p.14〜15，現代社，2000．

た看護の働きとは，人々の暮らしを健康的に整える実践にほかならなかったのである。先に紹介したナイチンゲールの文章の「看護というものは，新鮮な空気，陽光，暖かさ，清潔さ，静かさなどを適切に整え，これらを活かして用いること，また食事内容を適切に選択し適切に与えること，云々」という文章からは，まさに看護は日常の生活過程を整えるケアであるととらえていることがわかる。そうした内容は，今日の介護職が行なっているものとほぼ同一である。

つまり，近代看護の創始者であるナイチンゲールは，簡単な医療処置のみを行う無資格の女性たちを看護師とは認めず，本来の看護は人々の日常の生活過程を健康的に創造するものであると考え，新たな専門職である看護師職を創設したのである。その意味で，ナイチンゲールの言う看護のあり方こそ，本来看護師たちが実現すべき内容だったのである。

さらに，150点におよぶナイチンゲール著作の体系からは，思想的スケールの大きさと奥行きの深さがうかがえるが，その思想の根底には豊かな生命観と明確な疾病論があり，そのうえ当時形作られつつあった自然科学や社会科学，とりわけ統計学の思考に依拠した科学的なものの見方が存在した。

ナイチンゲールは，究極のところ，看護とは人間が備えている生命の法則を的確に見据え，その自然治癒力の発動を助け促進させるところに目標を定めて行う生活援助行為であると考えた。そこには人間を見つめる確かな生理学や生物学の発想が息づいているのである。また，人間の健康問題を，日常の生活過程のあり方と密接に関連させて思考し，看護ケアは生活全体を視野に入れて行う専門家の仕事であると位置づけた。

筆者はこのとらえ方をナイチンゲール思想の核心にすえて，筆者自身のケアの理念を形成してきた。さらに独自の現代ケア論の構築に踏み切り，1つの理論体系にまで発展させたものが「KOMI理論」である。結果的に「KOMI理論」は「看護とは何か」という問いに真正面から答えるものであり，かつまた，福祉領域で芽生えた「介護とは何か」を明確に提示する論理構造を持つ。

2．看護と福祉は同根の歴史と思想を持つという視点

看護実践と福祉実践はもともと同じ時代状況のなかで発生しており，両者は同根の歴史と思想を持つという筆者の仮説は，KOMI理論形成に大きく寄与している。以下に説明しよう。

ナイチンゲール思想を，社会学や社会思想の潮流において見つめた時，いくつかの事実が明らかになる。

その第1点目は，ナイチンゲール思想は，19世紀のイギリスにおける新救貧法（1834年）制定時代に成熟したものであり，当時の貧困者への処遇のあり方や生活のあり方を熟慮した，その結果生まれた思想であるという点である。まさにナイチンゲール思想は「近代社会福祉思想」の源流をなす。

ナイチンゲールの福祉思想は，その著『救貧覚え書』[6]に詳しいが，そこでは，福祉の本質として"自立に向けた支援"と"社会資源の整備"さらに"ソーシャルアクションの重要性"という側面が強調されている。これらはいずれも現代における社会福祉の理念形成の中核をなすテーマと重複している。

第2点目は，"看護の社会化"や"看護の

---

6) F・ナイチンゲール著，金井一薫訳「救貧覚え書」『ケアの原形論』p. 171～196，現代社，1998.

職業化"という現象は，社会福祉という土壌から分岐して流れ，生成したものであるという点である。

看護の社会化や職業化は，19世紀半ばにイギリスを出発点として起こった。その原動力になったのは確かにナイチンゲールであるが，そもそも看護の社会化をうながした原因は，産業革命当時の爛熟期にあったイギリスという社会の土壌にあった。当時の社会に存在した弱者救済の方法は，一般的に「救貧院への収容」であり，民間における「慈善事業」の展開であった。対象は自立して生活が営めない貧困階層の人々であり，そのなかには病人も虚弱者も老人も子どもも分別されることなく含まれていた。そして支援の手段は，基本的に物品と金品の支給である。これだけでは病人のケアとはならないばかりか，人間の自立すらうながすことはできない。そう断言し，社会や個人が他人に対して行う本来の援助のあり方を描いたのがナイチンゲールなのである。

ナイチンゲールの福祉における最大の業績は，対象の分別を行なったことにある。つまり，病人や老人や障害者は，健康な貧困者とは区別してケアされるべきで，そこには病者へのケアと健康で貧しい人々へのケアという，2筋のケアが必要であると考えて提言したのである。このテーマにおける経緯と考察については，筆者の修士論文[7]に詳しいが，結論は，看護的ケアの流れは，福祉事業のなかから発生し，福祉的ケアの流れと並行するようにして独立していったということである。つまり，看護と福祉は同根の歴史を持ち，かつ両者は目指す理念をも共有しているのである。

さらに時代は進み，対象を分別ケアすることで別々に発展してきた看護と福祉は，現代に入って，再びその対象を共有することによって，連携と統合の時代を迎えている。このなかで起こっている看護と介護の連携と統合という問題は，対象の性質を明らかにすることで，その連携のあり方の糸口をつかむことができるだろう。つまり，看護も介護もその対象に共通点が多く，それゆえに対象への援助方法も限りなく同質のものになるのである。

本論文における筆者の視点のユニークさは，この歴史分析のなかにもある。

これを図式化すると【図1】のようになるであろう。

KOMI理論の対象論では，【図1】の①②③に該当するすべての人間を対象として，看護・介護独自の視点を提示し，対象に潜む特性を構造的に分析していく。しかし，看護実践と介護実践に共通する対象者は，主に②に該当する人々であり，①の貧困者はソーシャルワークの対象，③の病人は急性期ケアを主とする看護の対象であると考えて整理していく。

3．看護・介護実践における各々の独自性の明確化

上記2節で述べたように，現代の看護・介護の実践領域においては，両分野の重なりは大きく，かつ両実践が目指す理念も共通する。

---

7) 金井一薫「ケアの原形論序説——イギリスにおける近代的ケア論の生成過程とその理念」日本社会事業大学大学院・修士論文，1993．（本論文は，その後大幅に加筆して，1998年に『ケアの原形論』として上梓された．）

【図1】

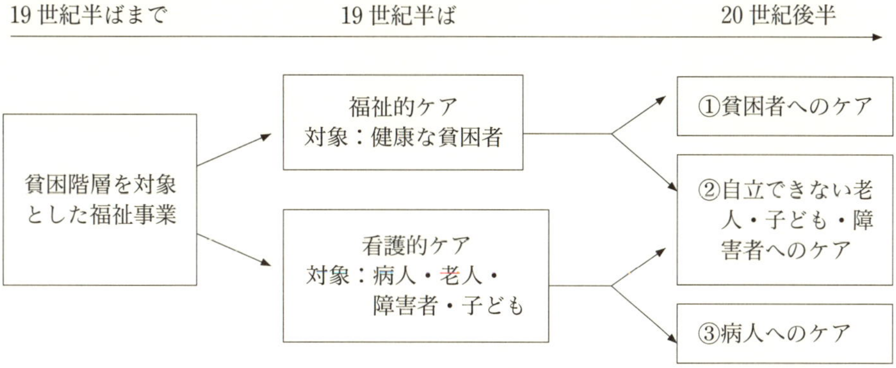

```
19世紀半ばまで          19世紀半ば              20世紀後半
                                          ┌─→ ①貧困者へのケア
                    ┌→ 福祉的ケア ────────┤
                    │  対象：健康な貧困者   │
貧困階層を対象        │                     ├─→ ②自立できない老
とした福祉事業 ──────┤                     │    人・子ども・障
                    │                     │    害者へのケア
                    └→ 看護的ケア ────────┤
                       対象：病人・老人・   │
                       障害者・子ども      └─→ ③病人へのケア
```

　しかし，同時に看護・介護には重ならない部分，つまり各々の独自分野が存在することも明白となった。では，この独自性をどう解釈すればよいのであろうか。このテーマへの明確な答えを用意することは，看護と介護の連携と統合を謳うKOMI理論の責務であろう。

　双方の独自性は，その独自性ゆえに作られた現行の看護師養成カリキュラムと介護福祉士養成カリキュラムの比較検討を行うことによって，ある程度明確になる。

　現在，筆者が考えている看護と介護の関係図は【図2】のとおりである。そして【図2】は，【図1】で示した内容のうち，20世紀後半の対象の区分に対応していることがわかるであろう。つまり，円の重なっている部分が"看護と介護の共通点"すなわち看護・介護ケアであり，看護の独自性は"病人のケア"すなわち医療的ケアにあり，また介護の独自性は"社会に適応できない人のケア"すなわち福祉的ケアにあるということである。

　看護師教育におけるカリキュラムは，病気を見る眼を養い，病人のケアに直接つながるような科目群で構成されており，介護福祉士教育におけるカリキュラムの特徴は，介護が社会福祉領域に位置づけられていることを強調している。つまり，看護は医療的ケアを，介護は福祉的ケアを行いうるカリキュラム構成である。これが双方の大きな相違点であり，かつ独自性を示す根拠となる。

　しかしながら双方の違いは，単に図式で示した場合に表現できる内容であり，地域ケアシステム構築に向けて動いている今日の現実から見れば，その境界線も実に曖昧である。地域看護実践においては，すでに社会資源の活用を視野に入れたトータルなケアマネジメントが要求されており，その要求に応えるべく看護師教育が施行されているし，一方の介護福祉士の活動においても，特に地域ケアやホームヘルプ活動においては，簡易な医療処置技術が要求されるようになってきているのである。

　こうした現実を見つめていけば，これからの課題は，看護と介護が垣根を作って各々の違いを主張するのではなく，活動の場所やその対象の状況に応じて，その実践領域の重なりの拡大を図りながら，資格の一体化を進めていくべきである。歴史の流れは，明らかにその方向に向かっている。

　その場合，前記2節で述べたように，①の対象者に当たる貧困者へのケアは，ケアワークを実践しないソーシャルワーカーに託され

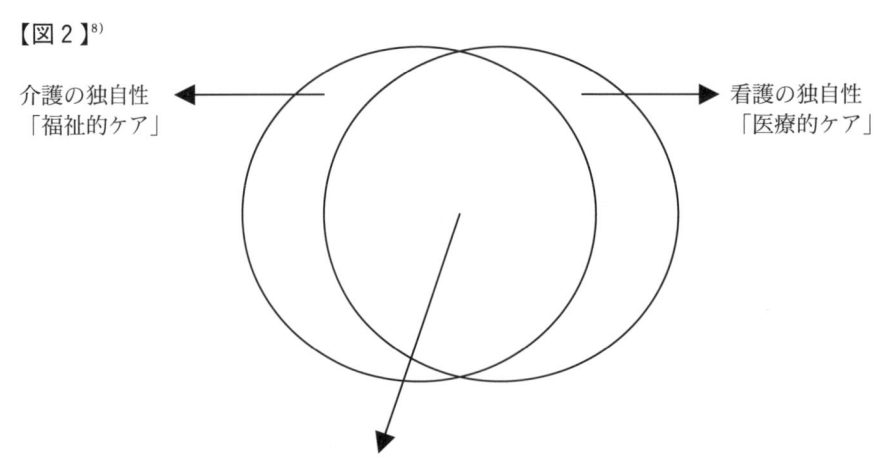

【図2】[8]

介護の独自性
「福祉的ケア」　←　　　→　看護の独自性
　　　　　　　　　　　　　　「医療的ケア」

看護と介護に共通する独自性（看護・介護ケア）
「生活の処方箋を描き，生活過程をととのえる実践」

るであろうし，また③の対象者に当たる急性期の病人のケアは，"専門看護師"たちのケアに委ねられるであろう。

このテーマは，看護と介護がこれまでのような相互の枠組みのなかで，その相違点を論じ合うのではなく，双方ともに実践の拡大を図りながら，新たなケアワークやケアネットワークを構築していく必要性を示唆している。

4．看護と介護の連携と統合をうながす実践方法論の共有化

KOMI理論の思想特性の第4点目は，KOMI理論は，看護と介護の連携と統合に必要な方法論を提供し，かつ実践展開のためのシステムをも構築しているという点である。

先の思想特性の第3点目で述べたように，KOMI理論においては，看護と介護はともに「生活の処方箋を描き，生活過程を整える実践活動である」と位置づけ，それを両実践分野の重なり部分として明示している。したがって，この重なり部分に適用する実践方法論を展開すれば，両分野は仕事を共有でき，ケアの質を向上させることが可能となる。

具体的な方法論展開の道具としては，筆者が1996年に作成した「KOMIチャート」（正式には生活過程評価チャートという）があり，さらに「KOMIチャート」をベースとする看護・介護過程展開様式として開発した「KOMIチャートシステム」[9]が存在する。

---

8)【図2】は，金井一薫『ケアの原形論』p. 148（現代社，1998）を引き継いだものである．初出の図においては，介護の独自性を"レクワーク・家事援助"また，看護の独自性を"病気への看護的アプローチ"としているが，今回はこの考え方を改め，上記の図のように変更し，かつその視点も明確にした．

9)「KOMIチャートシステム」は，「KOMIチャート」をベースに開発された看護・介護過程展開様式（記録システム）である。詳しくは，金井一薫『KOMIチャートシステム・2001』（現代社，2001）を参照されたい．また，2003年11月に「KOMIチャートシステム」は改訂され，「KOMIチャートシステムⅡ」となった．

KOMIチャートシステムは，KOMI理論の対象論の考え方にもとづいて，実践を具体的に展開するため，対象者の「身体面」「認識面」「行動面」の3点を観察・マークすることによって，その人の生活の全体像を把握し，合わせてその人の生活の自立度を判定することを可能にしている。さらに，アセスメントは，KOMI理論の目的論の考え方（つまり5つのものさし）にそって整理するように作成されており，看護・介護の方向軸を誤らないように，かつ重要なケアのポイントをはずさないように導いている。

　現在の看護・介護実践現場で立案されているケアプランを見ると，情報収集のためのケアプランシートは数多く出回っているが，肝心なアセスメントをどの方向に導くのかという根底の理念が欠如している。それではケアプランは立案者の信条や人生観で導かれやすく，あるいは教科書的で個別性のない内容になってしまいやすい。これでは看護・介護実践を個別性のあるものとして展開することは困難である。

　KOMIチャートシステムは，誰でも一定の訓練さえ受ければ，ケアのあるべき方向軸に向かって実践をプログラム化し，その実践をあるがままに記録に留めることが可能なように設計されている。またKOMIチャートシステムは，対象者の個別性とケアの個別性を浮き彫りにし，その点を重視した実践は，実践者に確かな手応えを感じさせ，また自らの専門性を自覚して，その能力を十分に発揮する方向に導く効力をも持つものである。

　「生活の処方箋を描き，生活過程を整える実践活動である」というケアの中心点に関しては，看護者も介護者もその視点を共有し，その目で対象者を把握してケア方針を立案するので，職種による見解の相違は存在しえない。

　結果的に，KOMIチャートシステムの活用とその展開がスムーズに行われていけば，看護と介護の連携と統合に向けての理想的な職場が必然的に実現することになる。

5．看護・介護実践を支える科学的思考の重視
　　　──技術の根拠を求めて──

　「生活の処方箋を描き，生活過程を整える」ために必要な，具体的な看護・介護実践は多くの技術に支えられている。例えば，食事の介助や排泄介助，または清潔への援助や移動のための技術など，その中心にくるのは常に「生活援助技術」である。

　これらの技術は，かつては介助法と呼ばれ，一定の訓練を受ければ誰でも行える簡単な日常技能であると考えられていた。看護がかつてはそうであったように，そしてまた今日の介護の資格が低く見られるのは，この見解によるのであるが，はたして生活援助技術は簡単な訓練を受けさえすれば，誰もが身に付けられるような単純な技術なのであろうか。

　この発想，すなわち看護や介護などが行う簡単な日常生活援助は誰にでもできるもので，専門性は低いものであるという発想こそ，両者の専門性向上を妨げてきた主要な要因である。そうではないと言い切るためには，ここであらためて「看護とは何か」「介護とは何か」を説かなければならないのであるが，この点に関する説得は，かつてナイチンゲールが行なっているので，彼女の意見を聞いてみよう。

　「女性は誰でも良い看護婦になれると，しばしば言われたり書かれたりしてきた。しかし私は，それどころか，看護をまさに構成しているこれらの基本要素についてさえ，実は

ほとんど知られていないと確信している。」[10]

　当時の看護に対する国民の理解はたいへん浅薄なものであり，誰もが看護師になれると考えられていたようである。その意味では，今日のわが国の介護職に対する国民の理解と似た様相を呈している。
　そしてナイチンゲールは次のように指摘する。
　「良い看護を構成する真の要素は，健康人のためのものも，病人のためのもの同様に，ほとんど理解されていない。健康の法則，すなわち看護の法則が——両者は実のところ同一なのである——病人のなかにも健康人のなかにも共通に働いているのである。この法則が守られなかったとき，健康人は病人ほどには極端な影響を受けないですむというだけである」[11]と。

　ここでナイチンゲールは，「健康の法則イコール看護の法則」であると明言している。したがって，良い看護を行うには，健康の法則を理解しなければならないことになる。健康の法則とは，現代で言う「生命の法則」や「生命のメカニズム」，つまり生物学や生理学の知識を指している。確かな看護・介護実践を行うには，行為の裏づけとなる生命の法則をしっかりと把握していなければならないという示唆である。つまり，生活援助技術の裏づけとなる知識は，「健康の法則」や「生命の法則」すなわち，解剖・生理学や生物学さらには物理学や化学などの科学的知識なのである。そこから生活の援助技術を駆使するために必要なものの見方を抽出し，安全で危険のない，それでいて専門的な判断の裏づけとなる知識を体系化しなければならないのである。
　看護や介護の生活援助技術が，誰にでも身につけることのできる簡単なものではないという見解は，それがこうした科学的思考と科学的根拠のうえに成り立つ活動であるべきである，と言えるからなのである。

　「神が，われわれの心の容器とされたこの身体を，その心の健康なあるいは不健康な容器に仕立てる法則については，ほとんど何も学ばれていないのである。私はこれらの法則——すなわち生命の法則——が，ある程度は理解されていることを否定はしない。しかし母親たちでさえも，それらの法則を学ぶこと——すなわち自分の子供たちに健康な生活をもたらす方法を学ぶこと——が，自分たちにとって価値があるとは思いもしない。彼女たちは，それを医学あるいは生理学の知識と呼んで，もっぱら医師のものと思っているのである。」[12]

　140年経過した今日の看護と介護の実践領域において，上記の言葉はなおも不変の原理として生きている。現在，介護職を含めた福祉職は，生理学をもっぱら医療の世界の知識と考えて敬遠しているし，一方の看護職は，医学のための生理学や病理学の知識をわが物にすることによって，自らの専門性を高めようとしてきている。しかしそれは限りなく医術に近づくための努力であり，自らの専門性（＝生活援助技術）を対象者の生活に結びつくようには整理してこなかったのである。

---

10) F・ナイチンゲール著，湯槇ます・薄井坦子他訳『看護覚え書』p. 15, 現代社, 2000.
11) 同上書, p. 16.
12) 同上書, p. 19.

KOMI 理論では，「生活の処方箋を描く」ための基礎知識を，看護も介護もともに共有する生理学や生物学さらには病理学の知識を整理することによって再構築していこうとしている。このテーマが完成しないかぎり，いつまで経っても，看護は医療系に属し，介護は福祉系に属していて，双方は基礎専門科目において相違性があるという主張に押されてしまうだろう。

　看護や介護は「生活を整える実践」であるという押さえをするかぎり，両者には共通する基礎専門科目（＝ケアのための解剖・生理学や生物学）があってしかるべきなのである。

　この点についてもナイチンゲールは次のような言葉を残している。

　「日々の健康上の知識や看護の知識は，つまり病気にかからないような，あるいは病気から回復できるような状態にからだを整えるための知識は，もっと重視されてよい。こうした知識は誰もが身につけておくべきものであって，それは専門家のみが身につけうる医学知識とははっきり区別されるものである。」[13]

　ここに近代看護の方向性が定められたように，現代看護・介護の方向性も，この流れにそってコアとなるテーマを整理し，21世紀の生活援助技術をしっかりとした科学的学問的な裏づけのある技術として再構築していかなければならない。

　KOMI 理論においては，看護・介護技術のあり方を再検討し，人体や病気を見つめるケアの視点を明確にして，看護や介護本来の役割が誰の目にも見えるように整理したいと考えている。このテーマは医学知識偏重の看護界においても，また逆に医学知識が不足しがちな介護界においても，新たな知識体系となるもので，これからの看護・介護専門職教育にとっては不可欠の要素になるべきものである。

　以上，KOMI 理論の思想特性について，5点に絞って述べた。

　本論では，この5点を含んだ基本理念が，①目的論，②疾病論，③対象論，④方法論，⑤教育論，⑥組織論の6つの領域において，さらに詳しく展開されていくことになろう。また，KOMI 理論の特性が，他の理論との比較のなかで，どのように位置づけられるかについても検証し，現状分析を行なったうえで，今後の課題を明らかにする。

---

13) F・ナイチンゲール著，湯槇ます・薄井坦子他訳『看護覚え書』p. 1～2，現代社，2000.

第1章：ナイチンゲール思想の真髄と全体像

　看護界においては，ナイチンゲール以降，とりわけ1950年代以降，多くの看護学者による多種多様の看護論（あるいは看護理論）が生み出され提唱されてきたが，それらはいずれも，看護論にあって最も肝要な礎石となる「目的論」がほとんど欠落しており，また目的論らしき提唱や指摘はあっても，それらには不備や不明確（曖昧）や不整合が見られ，筆者は看護の本質（看護の原理）に関して，またその中核をなす目的論に関しては，ナイチンゲールがその著作において措定した「看護の原理」および「看護の目的論」が，最も的確にして結晶度が高いものであると思量している。その根拠は順を追って立証していくが，本章ではまず，KOMI理論の目的論を解くための基礎となるナイチンゲールの「看護の定義」を読み解いて，その看護原理と目的論を明確に提示し，ナイチンゲールの看護思想全体を展望するためのよすがとし，さらに今日のわれわれがナイチンゲール看護思想から何を継承すべきかを明らかにしたい。

1．ナイチンゲールの看護観

　第1節においては，ナイチンゲール看護思想のアウトラインを描き，ナイチンゲールが説く看護の定義を抽出する。
　ナイチンゲールは，生涯に150点に及ぶ印刷文献を書き残している。
　その全容は，1962年にW. J. BishopとSue Goldieによってまとめられ，『A Bio-Bibliography of Florence Nightingale』という表題で出版された。
　ビショップはナイチンゲールの著作に1番から150番まで番号をつけ，それらを9項目に分類した。さらにその1作，1作について内容を紹介し，かつ解説を加えるという手法をとっている。これによって，ナイチンゲール文献の全体像をつかむことが可能になったのである。
　9項目にわたる著作分類は，以下のとおりである。

【1】看護についての文献：47編
【2】英国陸軍についての文献：11編
【3】インドおよび植民地の福祉についての文献：39編
【4】病院についての文献：8編
【5】統計学についての文献：3編
【6】社会学についての文献：9編
【7】回顧録と献辞：8編
【8】宗教および哲学についての文献：4編
【9】その他の文献：21編

　分類目録だけを見ても，ナイチンゲールという人物が，いかに多彩な才能の持ち主であるかがうかがえるであろう。各項目のなかの代表的な著作を読んでみれば，彼女の主張がきわめて今日的であることが明白になるのであるが，本論文では「看護についての文献：47編」のうちで，看護の方向性や看護師のあり方について明確に述べ，かつ看護の定義や看護の原理について論述している2つの著

作を中心に考察していくことにする。それらは『看護覚え書』(1860年)と『病人の看護と健康を守る看護』(1893年)である。

これらの著作は，150点のナイチンゲール文献のなかでは特別な位置にある。『看護覚え書』はナイチンゲール40歳の時の著作であり，この書では看護の対象を主として病人に限定して論を展開している。それに対して，『病人の看護と健康を守る看護』は，ナイチンゲールが73歳という晩年の著作で，この論文における看護の対象は病人のみならず，積極的に健康人へも，と広がっている。つまり，『看護覚え書』において措定された看護の原理（構造）に加えて，『病人の看護と健康を守る看護』においては，看護の対象の広がりを示し，ここにナイチンゲール看護思想の全体像がさらに明確に描き出されたのである。

とはいえ，病人の看護の定義については，1860年の『看護覚え書』で表現された内容と，1893年の論文との間には差はない。2つの論文の差は，後者には健康人への看護という視点が追加・補強され，その思想の奥行きが深くなっている点と，思想全体に深みが増して明瞭になっている点が挙げられる。その意味で1893年の論文において，ナイチンゲールの看護思想が集大成されたと言えるだろう。

ここでは，まず1860年に書かれた『看護覚え書』(改訂版)から，看護の定義に当たる文章を拾ってみよう。

(1)「看護がなすべきこと，それは自然が患者に働きかけるに最も良い状態に患者を置くことである。」[1]

「What nursing has to do is to put the patient in the best condition for nature to act upon him.」[2]

(2)「看護とは，新鮮な空気，陽光，暖かさ，清潔さ，静かさなどを適切に整え，これらを活かして用いること，また食事内容を適切に選択し適切に与えること——こういったことのすべてを，患者の生命力の消耗を最小にするように整えること，を意味すべきである。」[3]

「It ought to signify the proper use of fresh air, light, warmth, cleanliness, quiet, and the proper selection and administration of diet—all at the least expense of vital power to the patient.」[4]

上記(1)と(2)の2つの文章において，ナイチンゲールが提唱する"看護の定義"が最も端的に提示されている。(1)は『看護覚え書』の「おわりに」のなかに，また(2)は同じく『看護覚え書』の「序章」のなかに示されている。

そして，この内容はそっくりそのまま1893年に書かれた『病人の看護と健康を守る看護』にも登場する。

1893年といえば，ナイチンゲールがクリミアの地に赴いてからちょうど40年が経過した時期にあたる。この著作をもって，ナイ

---

1) F・ナイチンゲール著，湯槇ます・薄井坦子他訳『看護覚え書』p. 222, 現代社, 2000.
2) Florence Nightingale：Notes on Nursing—What it is, and what it is not—2nd edition, p. 191, revised and enlarged, 1860.
3) 前掲書1), p. 14～15.
4) 前掲書2), p. 2～3.

チンゲールの長い執筆活動もその擱筆を迎えるのであるが，彼女が看護師を目指して自らの人生を歩み出した若き頃から見れば，なんと50年という歳月が流れたことになる。

「新しい芸術であり新しい科学でもあるものが，最近40年のあいだに創造されてきた。そしてそれとともに新しい専門職業と呼ばれるもの——われわれは天職〔calling〕と呼んでいるのであるが——が生まれてきた。これは，何か新しい要求，またはある地方に特有の要求があって創られたり発見されたりしたものだと考える人があるかもしれない。しかしそうではない。この要求は，ほとんどこの世界と同じくらい古く，この世界と同じくらい大きく，われわれの生や死と同様にのっぴきならないものなのである。それは病気についての要求である。そしてその芸術とは，病人を看護する芸術である。病気の看護ではなくて，病人の看護というところに注意してほしい。われわれはこの芸術を本来の看護〔nursing proper〕と呼ぼう。これは一般には内科医や外科医の科学的な指導のもとに女性によって行なわれている。」5)

ナイチンゲールはここでまず，"新しい芸術"であり"新しい科学"であるものが過去40年の間に誕生したという。それは"病人への看護"という芸術である。そしてそれらを担う看護師と呼ばれる専門職業が誕生したと述べている。

しかしながら，"病人への看護"という芸術よりも，もっと古くからの，もっと大きな要求があり，それは"健康についての芸術"であるという。以下はこの点についてのナイチンゲールの言葉である。

「神が，母親のそばにいつも医師を付き添わせようとは意図されなかったために，もっと古くからの，もっと大きなひとつの要求がある。そして新しい科学はその要求に応えようとして創り出されてきたのである。しかし，家庭や学校や職場での生活の営みに関するかぎり，まだその芸術〔art〕は創り出されていない。その芸術は世界中のどの家族にも関わりがあり，また家庭生活から発し，家庭のなかでのみ教えることができるものである。

それは健康についての芸術である。またそれは，母親，少女，女主人，教師，保母などあらゆる女性が実地に学ぶべき芸術である。しかし，人々はおそらく，女性というものはその芸術のすべてを，たとえば小鳥のように，本能的に知ってしまうものだと思っているのであろう。この芸術は《健康への看護》とか《一般看護》とか好きなように呼んでもらいたい。人間の生活が営まれているかぎり国民の健康は女性の肩にかかっている。女性は，本職の看護婦が，病気の法則，病気の原因，病気の徴候，また病気の徴候ではなくてたぶん看護の善し悪しによる徴候などを認識すべきであると同様に，生命の法則と健康の法則とを認識しなければならない。」6)

ここで，「人間の生活が営まれているかぎり国民の健康は女性の肩にかかっている」と述べたナイチンゲールは，健康への看護という芸術は，まだ創り出されていないと説く。それは「世界中のどの家庭にも関わりがあり，また家庭生活から発し，家庭のなかでの

---

5) F・ナイチンゲール著，薄井坦子他訳『看護小論集』p. 39, 現代社, 2003.
6) 同上書, p. 40.

み教えることができるものである」として，家庭のなかに実現される健康への看護こそ，ナイチンゲールが最後に望んだゴールであったことをうかがわせている。

ナイチンゲールが，若い頃に病人の看護のあり方を説き，晩年になって健康人への看護をも含めた全体像を説いた理由は何だったのだろうか。それは次のナイチンゲールの言葉から推測することが可能である。

「道理からいっても事実からいっても，正しいことよりも誤りのほうが先に見えるものであるから」[7]だ。

1850年代のイギリスにおける看護のあり方に疑問を抱いたナイチンゲールは，まずは病院のあり方を含むあるべき看護の姿を描き，どうすることが看護なのかを具体的に示すことによって，人々の誤った認識を変えようとしたのだろう。その後，看護師が専門職業として育つにつれて，家庭における健康を守る看護のあり方をも説くようになった。健康を守る看護こそ，人類の健康というテーマから見れば，究極の提案である。病人の看護から健康を守る看護へ，というナイチンゲールの思考の推移は，看護活動が単に病院という限られた場所で行われるものではないことをも示唆している点で，今日的課題とも一致している。

以下は，病気・健康・看護というテーマについて，見事に整理されている文章である。

「病気とは何か？　病気は健康を妨げている条件を除去しようとする自然の働きである。それは癒そうとする自然の試みである。われわれはその自然の試みを援助しなければならない。病気というものは，いわば形容詞であって，実体をもつ名詞ではない。

健康とは何か？　健康とは良い状態をさすだけではなく，われわれが持てる力を充分に活用できている状態をさす。看護とは何か？　この二つの看護はいずれも自然が健康を回復させたり健康を維持したりする，つまり自然が病気や傷害を予防したり癒したりするのに最も望ましい条件に生命を置くことである。病気を通して癒そうとする自然の試みが成功するか否かは，部分的にあるいはおそらく大部分，内科医や外科医などの科学的な指導のもとに行なわれる本来の看護の固有の働きいかんにかかっているに違いない。したがって，本来の看護は病気に苦しむ病人に生きる手助けをすることなのである。これは，健康な人への看護が，健康な子供や人々の体質を病気のない状態に保っておこうとすることと同じである。」[8]

「What is sickness ? Sickness or disease is Nature's way of getting rid of the effects of conditions which have interfered with health. It is Nature's attempt to cure. We have to help her. Diseases are, practically speaking, adjectives, not noun substantives. What is health ? Health is not only to be well, but to be able to use well every power we have. What is nursing ? Both kinds of nursing are to put us in the best possible conditions for Nature to restore or to preserve health－to prevent or to cure disease or injury. Upon nursing proper, under scientific heads, physicians or surgeons, must depend partly, perhaps mainly, whether Nature

---

7) F・ナイチンゲール著，薄井坦子他訳『看護小論集』p. 42.
8) 同上書，p. 42〜43.

succeeds or fails in her attempts to cure by sickness. Nursing proper is therefore to help the patient suffering from disease to live—just as health-nursing is to keep or put the constitution of the healthy child or human being in such a state as to have no disease.」[9]

　この文章のなかでは，①病気とは何か，②健康とは何か，③看護とは何かについて，簡潔にかつ本質的に述べられており，ここにナイチンゲール看護思想のすべてが網羅されていると言える。加えて，「本来の看護」については，さらに下記のように詳しくまとめられている。

　「本来の看護は，処方された薬剤や刺激物を与えたり外科的処置を施したりすることのほかに，新鮮な空気（換気），日光，暖かさ，清潔さ，静けさを適切に活用し，食事を適切に選択して与えることなど，すべて病人の生命力の消耗を最小にするよう行なうことを含んでいる。そして家庭での健康を守る看護もこれと同様に，健康な人の生命力をできるだけ高めるように，この同じ自然の力を適切に活用することを意味するのである。」[10]

　「Nursing proper means, besides giving the medicines and stimulants prescribed, or the surgical appliances, the proper use of fresh air (ventilation), light, warmth, cleanliness, quiet, and the proper choosing and giving of diet, all at the least expense of vital power to the sick, And so health-at-home nursing means exactly the same proper use of the same natural elements, with as much life-giving power as possible to the healthy.」[11]

　上記の看護の定義の骨子は，『看護覚え書』で述べた内容に，健康人への看護の方向性を加えたものとなっている。ここで留意すべき点は，病人への看護においては，その人の生命力の消耗を最小にするようにアプローチせよと言うのに対して，健康を守る看護においては，その人の生命力をできるだけ高めるように，より前向きな積極的な姿勢で自然の要素を取り込むなど，生活過程を整えることであると言う。

　この指摘は，一見すると生命力が小さくなる人へのケアと，健康を守るケアとは異なるかのような印象を受けるが，実際のケアにおいては，両方の要素が不可欠である。なぜなら，生命現象とそれを取り巻く状況というものは常に流動的であり，条件次第で変化するものであるからである。このナイチンゲールの指摘は，"生命力の消耗を最小にする"ケアと，"持てる力を活用して生命力を高める"ケアの，2方向のケアが常時必要であるとの指摘として受け止めたい。

2．ナイチンゲールの生命観と疾病観

　ナイチンゲールの看護思想の全体が見えたところで，次に彼女の"病気のとらえ方"について考察する。真に看護を極めるには，病気をどのようにとらえるかが大きな問題になるからである。

---

9) F. Nightingale : Selected Writings on Nursing, p. 89, 現代社, 1974.
10) F・ナイチンゲール著，薄井坦子他訳『看護小論集』p. 47, 現代社, 2003.
11) 前掲書9), p. 92.

ナイチンゲールの"病気のとらえ方"の特徴を知るには，当時の医学と比較しなければならないだろう。『看護覚え書』の冒頭で，「看護の知識と医学の知識は，はっきり区別される」と述べたナイチンゲールであるが，当時の医学はいったいどの程度の発達を遂げていたのだろうか。

　医師たちの職業内容が今日のように定められ，その社会的地位が確立し，保全されるようになるのは，19世紀も半ば過ぎになってのことである。それまで医師という職業は，その担い手にはっきりした階層性があり，ごくわずかな医師だけがオックスフォード大学やケンブリッジ大学の卒業生で社会的地位が高く，そのほとんどが内科医であった。

　外科医は手を使って身体に触れるという理由で社会的身分は内科医よりも低く，内服薬の投与は内科医の仕事とされていたために，もっぱら外科的処置しかできなかったといわれている。そして，こうした内科医や外科医たちは主に上流階級の人々のために存在しており，「さほど金持ちでない人や，内科医や外科医から遠く離れて生活している人たちのためにはアポセカリー（薬種師）」[12]と呼ばれる下層階級出身の人々が治療にあたっていた。さらには資格を持たずに医師まがいの仕事を行なっていた人々も相当数いたと推定されている。

　イギリスにおいて，「医師たちのための専門教育が行なわれて，医学の内容と治療体系が整備され，数多くの優秀な人材が現われるようになるのは，19世紀後半の病院改革の時期と一致している。特に医師法（医師の資格と登録を定めた法律）が制定されて，医師たちの社会的身分が確立するのは1858年であり，この年が医師の世界を近代化に導いた年として記憶されなければならない。」[13]

　このように見てくると，近代医学の成立は，近代看護の成立（1860年）とほぼ同時代であることがわかる。上流階層出身のナイチンゲールが，身分の低い階層出身の医師たちが多く存在する当時にあって，医学そのものに追随する必要はなかったはずで，看護の独自性を十分に主張できたと見てよい。

　その医学界において，現代医学を導くことになる視点が育っていた。

　「西洋現代医学の歴史において，医学の基礎となる疾病論が確立されたのは，ルドルフ・ウィルヒョウの名著『細胞病理学』（1858年）によると言われている。彼は，病気とは，身体の一部の器官の一部の細胞群に何らかの病変（器質的異常）がある状態であると定義づけた。この"細胞に発生した病変"という疾病概念の確立によって，近代西洋医学の診断学と治療学の基礎が固められ，その後の医学の飛躍的な進歩発展が生み出された。」[14]

　現代医学の性質は，こうして細胞レベルでの病変を発見することから出発し，病変の性質がわかれば，それらを除去したり，代替させたりすることによって，治療していこうと

---

12) B・エイベル-スミス著，多田羅浩三・大和田健太郎訳『英国の病院と医療』p. 42, 保健同人社, 1971.
13) 金井一薫『ナイチンゲール看護論・入門』p. 244, 現代社, 1993.
14) 小南吉彦「病気とは何か」ナイチンゲール看護研究所主催：平成14年度・看護研修セミナー（ファーストステージ）：要録と資料集, p. 13, 2002.

する方向で定まってきた。現代においては，細胞の核のなかのDNAレベルでの研究が進み，遺伝子操作による治療も行われている段階である。

　さて，ウィルヒョウが『細胞病理学』を著わした時期と，ナイチンゲールが『看護覚え書』を著わした時期とは，見事に重なるのであるが，看護を職業として確立させようと考えていたナイチンゲールは，医学と異なる看護の視点をどのように表現したのだろうか。
　彼女はその著『看護覚え書』の序章の冒頭で，「病気とは何かについての見方をはっきりさせよう」という書き出しで，以下のように記している。

　「すべての病気は，その経過のどの時期をとっても，程度の差こそあれ，その性質は回復過程〔reparative process〕であって，必ずしも苦痛をともなうものではないのである。つまり病気とは，毒されたり〔poisoning〕衰えたり〔decay〕する過程を癒そうとする自然の努力の現われであり，それは何週間も何ヵ月も，ときには何年も以前から気づかれずに始まっていて，このように進んできた以前からの過程の，そのときどきの結果として現われたのが病気という現象なのである。」[15]

　「Shall we begin by taking it as a general principle — that all disease, at some period or other of its course, is more or less a reparative process, not necessarily accompanied with suffering：an effort of nature to remedy a process of poisoning or of decay, which has taken place weeks, months, sometimes years beforehand, unnoticed, the termination of the disease being then, while the antecedent process was going on, determined ?」[16]

　人類が病原菌を発見したのは，この文章が書かれた20年後であるということを考えれば，ナイチンゲールのこの指摘は，驚愕に値する。
　上記の病気に関する文章から，ナイチンゲールは病気を「回復過程という性質を持つ」ものと見ていたことがわかる。付言すれば，この場合，「病気は回復する」とは言っていないところに注目すべきである。
　つまり，病気というのは固定した症状や病状がある状態，または薬や手術といった，外的な介入操作がなければ治癒しない状態としてとらえるのではなく，それは外界から加えられた侵襲や破壊〔poisoning〕などに対して，また生体内部に発生する内的な崩壊や衰弱〔decay〕に対して，生命体自らが用意している回復のメカニズムにそって，自然治癒力を発動させ，壊れた部分や衰弱した部分を修復させようと努めている過程である。病気とはそういう状態であるととらえるのである。つまり生命体は自らが身に備えた生命の法則にそって，自然の治癒過程をたどることで，生体の危機状態を脱しようと試みているのである。
　したがって，ナイチンゲールがとらえた病気とは，決して固定した欠損や故障などではなく，変化し，動いていく力強い生命過程の

---

15) F・ナイチンゲール著，湯槇ます・薄井坦子他訳『看護覚え書』p. 13, 現代社, 2000.
16) Florence Nightingale：Notes on Nursing－What it is, and what it is not－, 2nd edition, p. 1, revised and enlarged, 1860.

姿そのものである。

この文章と同様の内容が、1893年の『病人の看護と健康を守る看護』のなかに示されている。

「病気とは何か？　病気は健康を妨げている条件を除去しようとする自然の働きである。それは癒そうとする自然の試みである。われわれはその自然の試みを援助しなければならない。病気というものは、いわば形容詞であって、実体をもつ名詞ではない。」[17]

さらに1882年の論文、『病人の看護』のなかにも同様の記載が見られる。

「病気や疾病とは、健康を阻害してきたいろいろな条件からくる結果や影響をとり除こうとする自然の〔働きの〕過程である。癒そうとしているのは自然であり、私たちは自然の働きを助けなければならないのである。」[18]

ここでは、自然が作り出している「病気という現象」に対して、私たちはその働きを助けなければならないと明言している。看護の真髄は、また看護実践の本領はここにある。このナイチンゲールの疾病観は、彼女の生命観の現われであるとも考えられる。つまり、ナイチンゲールは病気をマイナス現象としてとらえるのではなく、身体内部で働く自然の治癒力が十全に発動している姿だとして、前向きに、プラス発想でとらえていることがわかるのである。それはナイチンゲールの内に、生命体に備わった生命力というものの深遠な営みに対するゆるぎない信頼と確信があったからにほかならない。

当時に生きた人々のなかで、ナイチンゲールのような発想を持つ人は稀有な存在であった。社会思想的にも、また医学実践的に見ても、病気を身体内部に実現された"回復を目指しての過程"であると考えた人物は見当たらない。しかし、だからこそ、その先に看護という援助ケアの働きが必要不可欠であると考えたわけで、ここに近代看護成立の基盤があったのである。

このように、ナイチンゲールの疾病観（それは見事な生命観であるが）は、人間の内に宿る生命の姿や自然の法則を重視したものであった。この視点は、近代医学が現代医学へと移行するなかで見失われたものであり、今では人間は外からの働きかけ（＝医学の力）で、生命の法則を支配できるという考え方を優位に立たせている。その結果、生命のあるべき姿や法則に従って生きるという観点がおろそかにされ、人間の生命は人の手でコントロールできるものと信じられるようになってしまった。クローン人間誕生の可能性や、脳死者からの臓器移植の実現は、その典型的な姿であり、思考である。ここには生命科学の発展とその勝利という側面をもクローズアップしているのであるが、この行き過ぎた人間の生命支配欲を解き、あるべき生の姿を再考し、高齢社会のなかで何を大事にしていくべきかが問われている現在、21世紀にケアワークに携わる人間が持つ「生命哲学」の内容は、今後の社会に大きな影響を与えるであろうと思われる。

3．ナイチンゲールの健康観

「健康とは何か」という問いは、「病気とは

---

17) F・ナイチンゲール著、薄井坦子他訳『看護小論集』p. 42, 現代社, 2003.
18) 同上書, p. 1～2.

何か」という問いの対比概念であるだけに，古くから人々の関心の的になってきたはずである。しかしこの問いに関する社会的見解は，1946年にWHOによって成文化されるまでは明確ではなかった。

　WHO憲章で謳われた内容は，「健康とは完全な肉体的，精神的および社会的安寧の状態（social well-being）であり，単に疾病または病弱の存在しないことではない」[19]となっている。この定義は，健康を単に肉体的側面からとらえるのではなく，精神的および社会的側面をも考慮しており，人間をトータルにとらえようとしている点は評価されるが，「完全に安寧な状態」と言い切ってしまった結果，個別性や民族性や連続性などの要素が認められにくく，絶対的な健康概念として君臨してしまった感がある。WHOは今日において"肉体的""精神的""社会的"要素に加えて，"霊的（spiritual）"要素を加えようとする動きもあるが，それでもまだ定義が新しく塗り替えられたとは言えない。

　このWHOの定義をめぐってさまざまな論議がなされ，「健康」をめぐる考え方は大きく変化してきている。桝本妙子は「"健康"概念に関する一考察」[20]という論文で，健康概念の変遷について述べている。桝本によれば，健康概念はこれまで，3つの節目を迎えていると言う。第1の節目は，先に述べたように「1946年にWHOがそれまでの身体中心の健康観に対し，社会的側面を加えた包括的，人間的概念としての"健康"概念，いわゆるWHO憲章を提唱したこと。第2の節目は，医療技術の急速な進歩や慢性疾患の増加，人々の生活に対する価値観の変化等により，病気を持ちながらも生活している人々が，いかに生活の質を高め自己実現していくかが大きな課題になってきたこと。第3の節目は，イスラエルの社会学者アーロン・アントノフスキー（1923-1995）が社会学サイドから"健康生成論"（サリュートジェネシス）の理論を唱え，小田博志らによってわが国に紹介された」[21]ことである。

　この間の特徴としては，"疾病モデル"から"生活モデル"への変換が大きいが，アーロン・アントノフスキーが唱えた"健康生成論"[22]は注目に値する。「この理論は，病気につながる要因（risk factor）を特定することに焦点を当てていた従来の病理思考とは違い，なぜ人々は健康でいられるかという健康の起源に焦点を当てた健康生成思考をとる，健康を維持，増進させる要因に着目した考え方である」[23]

　さて，こうした健康概念のさまざまな移り変わりのなかで，ナイチンゲールの健康観はどのように評価されるであろうか？

　ナイチンゲールが「健康とは何か」という定義を最初に表現したのは，「クウェイン内科学辞典」に寄せた1882年の「病人の看護」という文章においてであった。そこで彼女は，

　「健康とは，単に元気であることだけでな

---

[19] 京極高宣監修『現代福祉学レキシコン』p. 561, 雄山閣出版, 1993.
[20] 桝本妙子「『健康』概念に関する一考察」『立命館産業社会論集』第36巻第1号, p. 123～139.
[21] 同上書, p. 124.
[22] 本論文は小田博志「健康生成パースペクティブ：行動科学の新しい流れ」『日本保健医療行動科学会報』第11巻, p. 261～267（1999年）によって紹介された.
[23] 前掲書20), p. 135.

く，自分が使うべく持っているどの力をも充分に使いうる状態である」[24]と述べている。そして1893年の『病人の看護と健康を守る看護』においても，同様の定義を述べている。つまり，「健康とは何か？ 健康とは良い状態をさすだけではなく，われわれが持てる力を充分に活用できている状態をさす」[25]と。

以下は原文である。

「What is health? Health is not only to be well, but to be able to use well every power we have.」[26]

きわめて簡潔な表現であるが，この文章からは生命の躍動のようなものが感じられよう。短文のなかからポイントとなる点を挙げてみたい。

①健康というのは，単に元気であればよいというのではない。
②健康とは，その時々の自分の持てる力を十分に活用している状態である。
③持てる力をよりよく使うためには，それなりの条件が必要である。

筆者はこのように解釈している。
"be able to use well every power we have"という表現のなんと見事なことか。持てる力はそれぞれ人によって異なるし，同じ人でも身体の条件や状態によって異なる。さらに各自の持てる力は生活条件や教育条件，さらには労働環境などによってその発揮の仕方が異なる。ナイチンゲールは，各人に備わっている"持てる力"に焦点を当て，その力が十分に発動できるように，その人を取り巻くあらゆる条件を整えよと言いたかったのであろう。この発想は，先に紹介した現代の「健康生成論」の，健康を阻害する条件でなく，健康を生成するための諸要素を探っていこうという方向と同質のものを感じさせる。つまりどちらにもプラス発想が根底にある。

ナイチンゲールは19世紀に生きた女性である。ナイチンゲールが健康の定義を提唱した1880年代は，西洋全体は感染症の真っ只中にあり，ようやく病原菌が発見されるようになって，近代医学の体系が整い出したばかりの頃である。そして疾患中心の健康観からスタートした健康概念は，20世紀半ばにWHO憲章を経て，生活を重視した多様な視点を重視する健康観が出現して今日に至っている。こうした変遷のなかで，初期のまだ疾患中心の健康観でさえも明確でなかった19世紀の後半に，ナイチンゲールは持てる力を発揮して生きるための生活の条件を創るように提唱したのであるから，それは優れて今日的な発想であり，先見性に富んだものであったと評価されよう。

「すべてのことが健康より優先されている。われわれは健康には注意を払わず病気に目を向けている」[27]

「草木が暗い閉め切った部屋では枯れてしまうことはよく知っておりながら，そのような部屋，特に寝室や仕事場に人間を閉じ込

---

24) F・ナイチンゲール著，薄井坦子他訳『看護小論集』p. 1，現代社，2003.
25) 同上書，p. 42.
26) F. Nightingale : Selected Writings on Nursing, p. 89，現代社，1974.
27) 前掲書24)，p. 41.

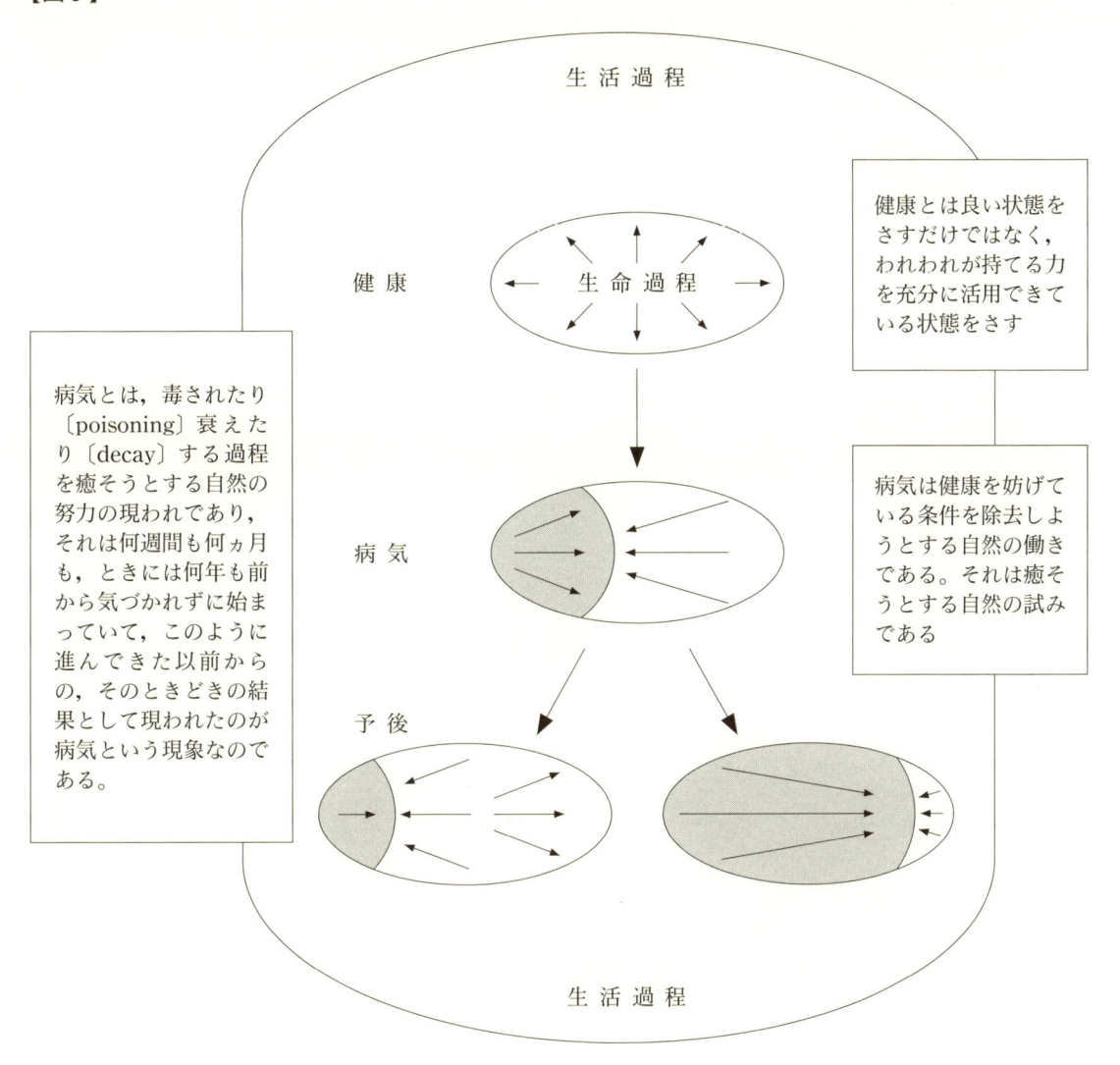

【図3】

生活過程

健康

生命過程

健康とは良い状態を
さすだけではなく,
われわれが持てる力
を充分に活用できて
いる状態をさす

病気とは,毒された
り〔poisoning〕衰え
たり〔decay〕する過程
を癒そうとする自然の
努力の現われであり,
それは何週間も何ヵ月
も,ときには何年も前
から気づかれずに始ま
っていて,このように
進んできた以前から
の,そのときどきの結
果として現われたのが
病気という現象なので
ある。

病気

病気は健康を妨げ
ている条件を除去し
ようとする自然の働き
である。それは癒そ
うとする自然の試み
である

予後

生活過程

て，なお草木に対すると同じほどの配慮すら人間の健康には払っていないのである」[28]

"健康を守る看護"はここから出発する。ナイチンゲールがその看護思想を，病気への看護から健康を守る看護へとその対象の拡大を図ったのは，彼女が人間の生活のあり方を熟知していればこそであろう。人間の生活のあり方に責任と関心を持つのが看護なのだと，ナイチンゲールは言いたかったのであ

---

28) F・ナイチンゲール著，薄井坦子他訳『看護小論集』p. 47，現代社，2003.
29) この模式図は，かつて筆者らが「ナイチンゲールの健康・病気のとらえ方」綜合看護，第10巻4号，p. 66（1975年4号）において作成してものを土台に再検討し，新たに訂正，加筆したものである.

る。この発想は，時代が変わり，国が異なろうとも変化しない，不動の原理として認知されるべきものである。

ここで，ナイチンゲールの病気と健康のとらえ方を【図3】として模式化[29]してみた。

第2章：KOMI理論における目的論

　これまで見てきたように，ナイチンゲールの看護観，疾病観，健康観には，一貫したものの見方が存在する。それは「生命」へのゆるぎない信頼であり，「健康」と「生活」への具体的提言であり，「確かな技術」と「科学的思考」でそれを実現する「看護」の役割の重要性についての示唆である。
　KOMI理論においては，このナイチンゲール思想を看護・介護の「目的論」として継承する。

1．ナイチンゲール看護思想が介護思想にもなる理由

　筆者が，ナイチンゲール看護思想を介護領域にまで拡大して，その枠組みを作ることに何の抵抗もなかったのは，以下に述べる理由からである。

　(1) 第一に，ナイチンゲールが提言した看護の理念は，『看護覚え書』が書かれた当初は，次の言葉にもあるように，すべての女性に向けて発せられたものであったからだ。

　「英国では女性の誰もが，あるいは少なくともほとんどすべての女性が，一生のうちに何回かは，子供とか病人とか，とにかく誰かの健康上の責任を負うことになる。言い換えれば，女性は誰もが看護婦なのである。日々の健康上の知識や看護の知識は，つまり病気にかからないような，あるいは病気から回復できるような状態にからだを整えるための知識は，もっと重視されてよい。こうした知識は誰もが身につけておくべきものであって，それは専門家のみが身につけうる医学知識とははっきり区別されるものである。」[1]

　つまりナイチンゲールは，病気の予防や病気からの回復に役立つ知識は，看護師を含むすべての女性たちに身につけてもらいたいと望んだのである。そして"本来の看護"（nursing proper）は，治療処置技術とは別に，身体の内に宿る健康な力（＝自然治癒力）が十分に働くように，最良の条件を作り出すこと（＝生活過程を整えること）だと教えたのである。
　こうしたものの見方や生活援助技術は，医療技術が進歩した現在のわが国の看護界にあっては，過去のものとして無視されがちで，むしろこの視点は治療処置の少ない福祉施設やグループホーム，さらには在宅で働く介護者たちに受け入れられやすいものとなっている。生活過程を整えることを主軸にすえたナイチンゲールの看護思想は，まさに"現代介護論"として十分に通用する内容を持つものである。

　(2) 第二に，ナイチンゲールの疾病観は，看護師だけが独占して学ぶべき内容ではなく，（もっとも現在まで，看護師自身もこう

---

1) F・ナイチンゲール著，湯槇ます・薄井坦子他訳『看護覚え書』p.1～2, 現代社, 2000.

した視点で学んできた体験を持たないのだが……），(1)の理由からもわかるように，健康の実現にかかわるすべての人が学ぶべきものの見方であるからだ。その骨子は，すべての病気は不健康な生活が生み出した結果であり，同時にすべての病気は生体自らが身体に備えている回復のメカニズムの発動の現われであるというものであった。現在，生活過程を健康的に整えることを本務としている介護職が，看護職と肩を並べてこの疾病観を学ぶことで，わが国においては質の高いケアワーク実践が提供される可能性がある。介護職の専門性を確立するためにも，こうした科学的知識の裏づけは必要不可欠の条件である。

(3) 第三に，ナイチンゲールの健康観からは，"持てる力の重視""持てる力の活用"というケアワーク本来のあるべき方向性を導き出すことができるからである。このナイチンゲールの発想は，今日の社会に向けての貴重な提言として受け止めることが可能である。同様にナイチンゲールは，家庭における看護のあり方を述べるにあたって，家族の持てる力を重視して生命力を高めるケアの必要性を説いており，これはむしろ，エンパワーメントの概念が浸透してきている現代の福祉領域における提言と一致しており，高齢者や障害者のケアに携わる介護職や福祉職に，より身近なテーマとなっている。したがって，看護職も介護職も，21世紀にはこの同じテーマを共有しなければならないと考えるのは，ごく自然な発想であろう。このような方向で進めば，完全に看護と介護は実践の目的を共有することができるようになる。

(4) 最後の理由であるが，それはナイチンゲールが1893年の論文で，看護師のほかに"保健指導員（health missioner）"[2]という職種を育てようとしたことがうかがえるからである。この点については，先に紹介したイギリス人のビショップが「解題」[3]で，次のように述べている。「"保健指導員"は，現代のソーシャル・ワーカーとたいへんよく似た仕事をするもので，村の家々を訪ね，わかりやすい話をして，その家庭で保健と衛生についての基礎を教え，そのような活動を通して地域看護婦の仕事を補佐することになっていた」[4]と。

この保健指導員をわが国の介護福祉士に見立てるのは早計であるが，地域ケアの担い手としての保健指導員の存在は，当時の看護界にとっては貴重であり，目的を同じくする職種が，役割を分担して働くという設計図を描いたナイチンゲールの意図が読み取れるような気がする。今日のわが国における介護福祉士は，ソーシャルワークの一部を担う職種としての位置にもあり，イギリスにおいて保健指導員という職種が存在したこと自体が，看護と介護の理念の共有を十分に可能にすると思う。

上記の理由のように，ナイチンゲール思想をベースに置くことによって，看護と介護は目的を共有する職種であると結論づけることができるのである。

KOMI理論は，2つの職種を，目的を共

---

[2] ナイチンゲールは地域看護師の活動を援助するための保健指導員制度を提唱し，1892年に正式に発足した．これは村々の主婦たちに健康な生活の仕方について教育する制度である．
[3] W. J. Bishop : A Bio-Bibliography of Florence Nightingale, Dawsons, 1962.
[4] F・ナイチンゲール著，薄井坦子他訳『看護小論集』p. 75，現代社，2003．

有する同胞と考え，両職種の実践を導く新しい思想を展開させるものである。したがって，KOMI理論の性質は，看護に偏ることなく，また同様に介護に偏ることもない。新思想体系を提示するものである。

2．看護・介護に共通する「ケアの目的」と定義

ここで看護・介護の両者に共通する「ケアの目的」をあらためて文章化することで，これをKOMI理論における「ケアの定義」としたい。

＊KOMI理論における「ケアの定義」

(1)「ケア（看護・介護）とは，人間の身体内部に宿る自然性，すなわち健康の法則（＝生命の法則）が，十分にその力や機能を発揮できるように，生活過程を整えることであって，それは同時に対象者の生命力の消耗が最小になるような，あるいは生命力が高まるような，最良の条件を創ることである」（2003年8月初出）

このテーマは，さらに次のように表現することも可能である。

(2)「ケア（看護・介護）とは，生活にかかわるあらゆることを創造的に，健康的に整えるという援助行為を通して，小さくなった，あるいは小さくなりつつある生命（力）の幅を広げ，または今以上の健康の増進と助長を目指して，（時には死にゆく過程を，限りなく自然死に近づけるようにすることも含まれる），その人の持てる力が最大に発揮できるようにしながら，生活の自立とその質の向上を図ることである。」[5]（1996年初出）

上記の文章における「限りなく自然死に近づける」という内容については，若干の説明が必要であろう。

「自然死」という言葉は，生物としての人間の細胞レベルに組み込まれた"死のプログラム"に則った死を意味している。つまり人間は老いる過程において，自然にその細胞数を減らし，また細胞自身も衰弱を免れず，徐々に死に近づいていくのであるが，この死へのプロセスは，誰もが通過する常道であって，そのプロセスにおける死への助走は，適切なケアに支えられていれば，決して悲観的なものではなく，むしろ人間としてあるべき姿を全うする点において，当たり前の道筋である。この限りなく自然死に近づけるケアこそ，これからの高齢社会において求められるものであり，看護・介護職にとってその実力を問われるテーマである。[6]

そして，この文章（定義）が強調している点は，ケアとは，その人が持っている力に力を貸すことによって，その人が自分らしく自立した生活が送られるように，または自分らしく生を全うすることができるように援助することである。

---

5) 金井一薫『KOMIチャートシステム・2001』p.18，現代社，2001．
6) 死へのテーマに関するKOMI理論の見解は，下記のものを参照されたい．
　①川上嘉明「高齢者の死にゆく過程をととのえる終末期ケアの視点」綜合看護，第35巻第3号〜第37巻第1号．
　②小南吉彦「"人の死"をケアの視点でみつめる」セカンドステージ研修資料・別冊，ナイチンゲール看護研究所，2002．

3．ケアの5つのものさし

先に示した「ケアの目的」が，実践の場で常時実現していくことを可能にするために，「5つのものさし」[7]を提示する。この5つのものさしは，ケアの目的が誰にでも簡潔に理解でき，かつ援助者の頭に明確に意識化できるように表現したものである。

① 生命の維持過程（回復過程）を促進する援助
② 生命体に害となる条件・状況を作らない援助
③ 生命力の消耗を最小にする援助
④ 生命力の幅を広げる援助
⑤ もてる力・健康な力を活用し高める援助

5つのものさしは，すべて先に述べたナイチンゲールの看護観，疾病観，健康観のコアになるものの見方から引き出したものである。

5つのものさしは，その1つひとつが明確なケアの方向性を示しており，援助者は対象者ごとに，かつその時その場ごとに異なるケアを，この方向軸にそうように展開すれば，必ずや良い援助ができるように示唆している。したがって，5つのものさしの使い方がわかってくると，どのような援助場面においても，ケアの方向を見誤ることなく，援助が展開できるという利点がある。援助者たちが，ものさしの発想を共有していれば，現場で繰り広げられる"ケアの質"は飛躍的に向上することであろう。

このように，KOMI理論においては，「5つのものさし」を存在させることによって，看護・介護実践での目的論の活用を容易にし，結果的にいつでも本来のあるべき看護・介護実践が展開できるようにすることを目指している。5つのものさしの存在は，KOMI理論を実践理論として位置づけるのである。

さて，5つのものさしのなかで，最も理解しにくいのは①番であろう。"生命の維持過程（回復過程）を促進する援助"とは，病人にあっては，体内に宿っている自然の治癒力が発動して，身体内部の修復や回復のプロセスが促進されるように援助することである。また固定した障害や老化が進行している人の場合であっても，この生命の維持過程（能力）は，生命の法則として刻々と営まれているのであり，その営みを助けること，少なくとも妨げないことが肝心である。この視点を持って，それに見合った生活のあり方を創り出すのが看護・介護の役割である。

人間は，この世に生を受けた時から死に至るまで，身体の自然性に守られ，その法則にしたがって生かされているのがわかる。生命の維持過程とは，身体が用意している見事な回復のプロセスや，生命維持の驚異的なプログラムのことをいうのである。

このようにして，身体内部の現象に豊かな関心を向けていくところから，ケアの世界は始まる。人間を生命ある生物として見つめてみよう。その生物としての人間に備わっている生命力，ここに焦点を当てて，その時々に，患者や利用者の生命の全体像を描くので

---

[7]「5つのものさし」はナイチンゲールの思想から筆者がつかみとったもので，1993年に初めて世に出したものであるが，その後，看護・介護領域の多くの実践者によって活用されて今日に至っている．

ある。決して病気そのものや症状だけを，ピンポイント的に追いかけるのではない。また逆に，こうした体内での生理学的な変化や病態を無視することも許されない。体内の事実を事実として見て取れる力，看護職や介護職にはどうしてもこの力が必要である。

ケアの行為に課せられた真の目的は，生活にかかわるあらゆることを健康的に整えるという援助行為を通して，生命の維持過程を促進するための手助けをすることにほかならないのである。

次の②番目と③番目のものさしについて触れよう。

この2つのものさしの根底を流れる思考には，共通のものがある。それは今，対象者は何によって生命力を消耗させているか，ということを観察していく視点である。

人間がその体力（内的エネルギー）を消費しすぎることによって，生命力そのものを消耗させてしまうという現象は，日常生活のなかでは常時起こっていることである。静かに臥床している時でも，厳密に言えば，呼吸や食事や排泄など，生活を維持していくための体力（エネルギー）は消費しているのであり，健康人においても，生きているかぎり，体力の消費を適度に抑えるように調整していないと，生命力を消耗させる方向に傾いてしまい，生命の維持過程（回復過程）を妨げる結果となる。

その一方，体力をまったく消費せず，例えば，病人や虚弱者のように，絶対安静や寝たきりの状態をあまり長く続けていると，体力を消費しないことによる生命力の消耗が起こってくる。いわゆる廃用症候群がその典型である。したがって，こうした場合はむしろ適度な変化や刺激や運動をすることが大切で，それらは一時的には体力の消費を引き起こすが，結果として，また全体として生命力を伸ばす方向に働くことになる。

それゆえに，ここではあらゆる事象を天秤にかけて，どちらの行動がより生命力を消耗させることになるかを見極める眼が必要となるのである。

例えば，入浴自体は体力を消費させるが，同時に血液の循環を良くして，生命力を高める効果も持っている。また，食事に関しても同様である。食べ過ぎれば生命力は消耗するが，食べなさ過ぎても消耗する。"バランスをとること"の大切さを，このものさしの考え方は教えているのである。

このように，ケアワークに携わる人々は，対象者の今の状態（疲れきっていないか，風邪を引いていないかなど）を確かめたうえで，より生命力を消耗させない方法を選び取っていかなければならない。これがケアの方向の1つであり，専門家としての眼である。

次に④番目と⑤番目のものさしについて見てみよう。

この発想は，ナイチンゲールの健康観からヒントを得たもので，①番目のものさしの発想とも連動し，生命の維持過程が促進するのを後押しするものの見方である。そしてこれは，相手の"良いところ探し"にも役立つ，プラス思考のものさしである。

生命力を保持し，さらに躍進させるためには，その時々に備わっている健康な力・持てる力を十分に活用することが必要である。そのことによって，思いがけないプラスの変化が現われることがある。最近では，エンパワーメントという概念も浸透してきており，人間の内に秘められた力や能力を評価し，そうしたプラス思考を強調するようになっている。

こうした状況にあって，ものさし④番と⑤

番は違和感なく支持される傾向にあるが，ケアの世界においては，ことのほか，どのような人の内にもその人らしい力や生命力があることを重視するこの視点は，大切にされなければならない。対象者は今，何ができないのか，何が問題なのかと探るだけでなく，何ができるのか，どこまでできるのか，何を感じ，何を欲しているのかと思考していくところから，ケアの具体的方針を定めるのである。その人の内にある秘められた力を発見し，認め，引き出すというケアこそ，KOMI 理論が目指すケアそのものである。

さて，このように5つのものさしの考え方を述べてきたが，ここで5つの項目全体を貫いているものの見方を表現してみると，それは，人間が持つ本来の「生命の姿」を大切にしているということに尽きるだろう。

私たちが草花を育てる時のことを想像してみよう。ここに1粒の種子がある。種子は1つの完成された生命体である。私たちはその種子のなかに，手で触れたり，眼で見たりすることはできないが，確かに「生命」が宿っていることを知っている。この種子を土に埋め，毎日いたわるような気持ちで水をかける。すると芽が出て，双葉が開き，茎が伸びる。さらに水を補給し，肥料を加え，余計な雑草を抜き，時の流れを待つ。するとある時，素敵な，美しい花が咲き，実を結ぶ。これは誰でも知っている花の生命の力であり，姿である。

この時，私たちは具体的にどんなケアをしているのだろうか。基本的には，この花の種子に宿る生命の力を信じ，その持てる力に力を貸しているのである。力の貸し方は実に明快である。陽光が注ぐ場所を確保して種を蒔き，水分を切らさないように管理し，とはいえ水分過多は根腐れを起こすので与え方に注意し，周囲に生える雑草を抜いたり，害虫から保護するなどの対策を立て，生命力が消耗しないように注意を向け，真っ直ぐに茎が伸びるように支えを立てるのである。ここには5つのものさしの発想がすべて網羅されていることに気づくはずである。

人間へのケアのあり方も，草花へのケアの方向と基本的に変わらない。ただし，人間の場合には，その人自身が，自分の生きる方向を決定するという意志と思考を兼備しているという点で，植物とは決定的に異なるのではあるが……。

以上がケアの方向を導く5つのものさしの考え方である。

どんな小さなケアにもその行為を導く根拠や目的が存在する。その目的達成のために，今何をすべきかを判断して，行動できる人々こそケアの専門家なのである。

ここで大切なことは，援助者の「価値観」や「人生観」や「感情」に大きく引きずられないことである。ケアという行為は一見誰にでもできそうに見えるものであるがために，援助者個人の価値観に判断を任せられてきた歴史が長いが，それでは専門家集団としては成長しない。援助行為を導く目的論をしっかりと押さえなければならないのである。

第3章：KOMI理論における疾病論・総論

　KOMI理論において，「疾病論」は理論全体の骨格を形成するものとして重要な位置にある。
　すでに第1章で見てきたように，「病気をどうとらえるか」というテーマは，看護や介護の目的論を措定するにあたっての羅針盤の役割を果たすものである。つまり，看護や介護の定義を「ケア（看護・介護）とは，人間の身体内部に宿る自然性，すなわち健康の法則（＝生命の法則）が，十分にその力や機能を発揮できるように，生活過程を整えることであって，それは同時に対象者の生命力の消耗が最小になるような，あるいは生命力が高まるような，最良の条件を創ることである」と定めるためには，人間の身体内部に宿る自然性，すなわち健康の法則について，まずは看護・介護学的に十分に見つめられるように訓練されなければならない。
　さらに，ナイチンゲールが指摘した「すべての病気は，その経過のどの時期をとっても，程度の差こそあれ，その性質は回復過程〔reparative process〕であって，必ずしも苦痛をともなうものではないのである。つまり病気とは，毒されたり〔poisoning〕衰えたり〔decay〕する過程を癒そうとする自然の努力の現われであり，それは何週間も何ヵ月も，ときには何年も前から気づかれずに始まっていて，このように進んできた以前のその，そのときどきの結果として現われたのが病気という現象なのである」という内容についても，"すべての病気は，回復過程という性質を持つ"とはどういうことなのか，その具体的イメージが描けるようにならなければならない。
　上記の内容についての考察は，すでに第1章で行なったので，上記の文章が示す意味と思想の現代性については，理解されたことと思う。しかし，この内容を現代の臨床現場にどのように適応させるかという課題は，現在の看護学や介護学の知識体系と水準をもってしては，はなはだ困難である。
　ナイチンゲールの時代にはまだ十分に明らかにされなかった，人体内部の構造やその働きについて，その知識体系を看護・介護的に構成し直して学習しなければならないうえに，現代の生理学や病理学，生物学や生化学などの最新の知識を駆使して，病気や症状が"回復過程"という性質を持つということを立証しなければならないからである。かつ，そうした知識は，ナイチンゲールの著作からは，ほとんど導くことはできない。
　つまり，看護や介護が，「人体に宿る回復過程を促進させる"自然治癒力"や，生命現象そのものを維持，発展させる生命の力」に，力を貸していく仕事であると理解することはそう難しいことではないが，ではどうすれば自然治癒力や生命力に力を貸すことになるのか，という問題に対する答えを用意することは，そう簡単ではないのである。
　現代医学は，分析的手法を用いて人体の細部に及ぶ研究に集注した結果，全体的に生体の働きをとらえるという視点に欠けていたところがあり，自然治癒力を重視したこうした方向での具体的，方法論的知識を蓄積しては

こなかった。

しかし，安保徹は最近の著作のなかで，「身体と生命を全体的にとらえる免疫学をめざして，白血球の自律神経系支配の法則をきちんと把握したことで，免疫システムの全体像がつかめて病気の本体が見えてきた」[1]と述べて，自説を展開している。このように，今後は生命の仕組みをトータルに見つめていく医学が提唱される可能性はあるように思う。

さらに，代替医療やニューサイエンスなどが叫ばれる今日，看護や介護は，次世代の新しい医療の方向と一致しながら歩むことになれば，ナイチンゲール看護思想の実現という課題は，具体的な形を形成し，新しい医療の世界を開拓していく力になるかもしれない。

本論文においては，KOMI理論における「疾病論・各論」までを含む「疾病論」全体を記述するには，膨大な紙数が必要となるので，ここでは「疾病論・総論」の内容のみを提示するにとどめる。

「疾病論・総論」を提示するためには，まず「病気を見つめるための看護・介護の思考過程」を明らかにしなければならない。筆者が提示する思考過程どおりに病気や症状を見つめていけば，誰でも"生活の処方箋"が書けるようになるだろう。

1．医学の視点でなく，看護・介護の視点で病気を見つめる

人間は生きているかぎり，誰でも病いを患い，やがて年老いて死を迎える。

そうした状態に向き合い，援助の手を差し伸べる専門家たち……。その代表が医師であり，看護師であり，介護福祉士であり，ソーシャルワーカーである。

ここでは，まず病気に向き合う"看護の視点"を明らかにする。それは医学の視点ではなく，看護の視点であることに注目してほしい。

かつて，ナイチンゲールは「看護の知識は，医学知識とははっきり区別されるものである」[2]と言明した。そうして，この思考の延長線上に近代看護を確立させたのである。

では，医学の視点と異なる看護の視点とは，いったいどのようなものなのだろう。こ

【図4】現在の姿

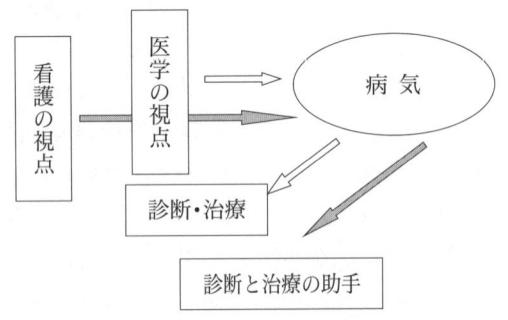

---

1) 安保徹『免疫革命』p. 13，講談社インターナショナル，2003．
2) F・ナイチンゲール著，湯槇ます・薄井坦子他訳『看護覚え書』p. 1～2，現代社，2000．

【図5】本来の姿

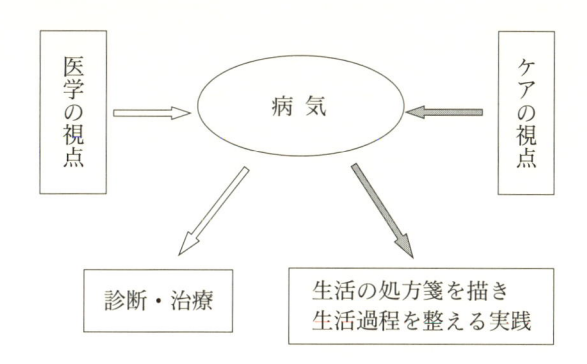

```
[医学の視点] →  病 気  ← [ケアの視点]
                ↓   ↓
         [診断・治療]  [生活の処方箋を描き
                      生活過程を整える実践]
```

のテーマに明確な答えを出すために，筆者は2つのステップを踏んで考えてみることにした。まず，最初のステップは，現時点での医学の視点と看護の視点を明らかにすることであり，その後，両者のあるべき姿を描くというステップである。

【図4】は，現在の医学の視点と看護の視点を描いたものである。

現在の日本では，医師たちは大学教育6年間にプラスして，さらに2年間の研修医時代を経て「診断と治療」を行う専門家に育っていく。彼らはまさに病気を"医学の視点で見つめる"ことに専心している。

では，看護はどうだろう？　看護師たちが養成されている教育カリキュラム中，解剖学，生理学，病理学，各疾患の概要と診断・治療については，これまでそのほとんどが医師たちによって，医学の視点で教えられてきた。そのため，看護独自の視点で病気を見つめるという発想は存在しにくかったのである。こうした学習内容においては，学習目標は常に医学的ものの見方や診断と治療の理解に終始しており，看護と医学とは一心同体の感があった。加えて，看護教育では常に，医学の知識体系全体ではなく，その一部分がミニチュア版で教えられていた。これでは，看護師たちは医師にはなれず，結果として診断と治療の助手的役割を果たさざるをえない。現に，看護師の多くは，医師が診断と治療をするための良きパートナーとして働いている。

【図4】が示す状態のままでは，看護師は意欲的に勉強しようとすればするほど，ミニ医師としての実力を身につけてしまい，本来の看護師として成長することは難しくなる。

では，看護本来の姿はどうあるべきなのだろうか。【図5】に示した。

筆者は，本来の看護実践は，個別に生活の処方箋を描き，生活過程を健康的に整えていくところに，その専門性があるととらえている。したがって，医学の視点の矢印の向きとは反対側の方向から矢印を入れれば，看護独自の視点となる。さらにこの矢印は，介護と同質の内容を持つことから，介護者たちが学ぶべき視点としても設定すべきであると考えている。結果として，【図5】のような図を描くことで，看護・介護実践の方向性と内容とが明確になり，右から左への矢印の知識体系を整備することが，看護職や介護職にとって，目下急務の課題として浮かび上がってくるのである。

今日において，この「看護・介護の視点か

【図6】細胞を見つめる

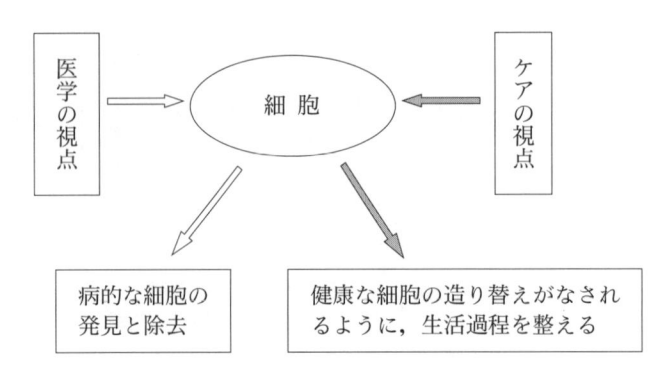

```
  ┌──────┐                           ┌──────┐
  │医学の│      ┌────────┐           │ケアの│
  │視点  │ ───→ │  細 胞  │ ←───      │視点  │
  │      │      └────────┘           │      │
  └──────┘       ↙      ↘            └──────┘
          ┌──────────┐  ┌──────────────────┐
          │病的な細胞│  │健康な細胞の造り替え│
          │の発見と除│  │がなされるように，生│
          │去        │  │活過程を整える    │
          └──────────┘  └──────────────────┘
```

ら見た人体や病気」に関する著作はきわめて少ない。そのなかでも『科学的看護論』の姉妹作と言われている『ナースが診る人体』[3]『ナースが診る病気』[4]，さらに菱沼典子の『看護形態機能学』[5]の3点は，著者らが看護学者であるだけに，これまでの医学者による解剖生理学書にはない，看護的アプローチがなされている。

しかし，KOMI理論における疾病論・総論は，ナイチンゲールの疾病観に基づいて構築されており，看護・介護の視点で病気や人体を見つめていくことで，「生活の処方箋」を創ることにその目的をおいている点で，上記の著作とは内容を異にしている。つまり，KOMI理論における疾病論では，「生活の処方箋を創り，生活過程を整える実践」を展開するために必要な，病気や人体の見つめ方を簡潔に整理し，全体像を明らかにする。

では，具体的な例で見てみよう。

上の【図6】を見てほしい。これは細胞を見つめる医学の視点と看護・介護の視点を模式化したものである。それぞれの矢印から導かれる結果には，それぞれの専門性が出ており，両者は異なった援助をする専門家であることが明確に示されている。

【図6】をもう少し説明しよう。

これは，細胞をとらえる医学の視点と看護・介護の視点の違いを示したもので，各々の視点の延長線上に，各々の実践内容が浮き彫りにされるよう工夫した図である。

まず，医学の視点で細胞をとらえた場合，それは細胞に生じた病変部分に焦点が当てられるだろう。現在では細胞内の核中の遺伝子の配列までが研究され，DNAのどの部分がどのように傷ついているかまでもわかるようになった。医学はそうした細胞の病的な部分や病変を発見し，それらを外部から修復または除去していくところに，その専門性を求めることができる。

一方，看護・介護職は，細胞の状態を具体的に調べたり，修復させたりする手法は持ち合わせていない。看護・介護部門はむしろ，健康な細胞の造り替えが速やかに行われるように，また残された細胞の力を活用する方向で，生命の維持過程に力を貸すのである。具

---

3) 薄井坦子『ナースが診る人体』講談社，1987．
4) 薄井坦子『ナースが診る病気』講談社，1994．
5) 菱沼典子『看護形態機能学』日本看護協会出版会，1997．

体的には、細胞は1日に数千億個も壊れて新しい細胞に置き換わっている事実に注目し、それらの新しい細胞生成のためには、損傷した細胞の残骸や代謝産物の排出と、新しい細胞の材料となる酸素と栄養素の取り込みが不可欠であるという点を重視するのである。人間はその材料の取り込みを、呼吸と食事によって行なっており、ここに生活過程を見つめるケアの視点が浮き彫りにされる。また、細胞の多くは、体壁系の細胞が休んでいる夜間の睡眠中に生まれ替わっており、ここからは良質の睡眠の必要性が認識されることになる。また摂取と排泄は相互に補い合って健康を維持しており、排泄という生活行動が乱れないよう、整えていくケアが求められる。このように、細胞ひとつを取り上げてみても、看護・介護の視点で見つめていくことで、それがどのように生活過程と関わっているかが見えてくるはずである。

病気や人体を見つめる医学の視点と、看護・介護の視点との相違を明らかにすることによって、看護・介護の専門性とその働きの姿を浮き彫りにすることが重要である。この視点を導入し、これまでには確立できなかった、看護・介護教育のカリキュラムにおける人体の見つめ方や、病気のとらえ方を含む科目の構成要素を再検討し、看護・介護実践が目指す方向性と性格を明示できれば、看護・介護実践は飛躍的に成長し、ケア部門は学問として成立するだろう。

2．ケアの視点で病気を見つめるための「思考過程」

この「思考過程」は、看護・介護に携わる者が、病気をケアの視点で見つめていくことができるように、一定の道筋を示したものである。

つまり、ある病気や症状を理解し、その先に具体的な生活の処方箋を描こうと思ったら、次の「思考過程」をたどっていくのである。この発想は、慣れるまでに多少の時間はかかるだろうが、一端理解してしまえば、面白いように人体の内部が看護・介護的に見えてくるはずである。すでにこの「思考過程」を活用して、いくつかの疾病[6]がケアの視点で解き明かされている。そして、このテーマを実際に学んだ人たちからは、「生理学って、こんなに面白いものだったのか」「このように考えていけば、看護や介護の方向性が見えてくる」など、多くのプラスの反応が返ってきている。

以下に、病気を見つめるための「思考過程」を提示する。

①人体を構成する細胞たちの性質や特徴や形状を把握する。

人体は約60兆個[7]の細胞によって構成されており、その種類は200〜300[8]もあると言われている。それらの細胞は、個体発生の過程において、どこに発生したか、その場所

---

6) この「思考過程」で解き明かされた「疾患および疾患名」は、脳障害一般、認知症、心筋梗塞、肝硬変、潰瘍性胃出血、免疫疾患、大腿骨頸部骨折、糖尿病など、すでに多数にのぼっている.
7) 一般的には60兆個説をとることが多いが、最近では100兆個説も出ており、正確な数値は明確ではない.
8) 堺　章『目でみるからだのメカニズム』p. 3, 医学書院, 1999.

（組織や器官）によって，その性質や役割や形状，さらには寿命までもが大きく異なっており，60兆個全部が有機的なつながりのなかで，定められた機能を果たすことによって，個体の生命を存続させている。

そこで，「病気とは何か」にアプローチするためには，病状や症状だけに関心を寄せるのではなく，まず「細胞とは何か」について，十分に知る必要がある。病状や症状に関係のある細胞に焦点を当て，関心を抱いて調べ，それらの細胞の持つ性質や特徴や形状や寿命などを把握するのである。例を挙げれば，脳神経細胞，骨細胞，心筋細胞，肝細胞，胃壁の細胞……など，それぞれには他の細胞には見られない特徴や性質があり，この事実をはっきりさせるだけでも，人体の精妙さが見えてきて，人体のなかで起こっている出来事に心を寄せるようになるものである。

②その病気を形成する細胞や組織の壊れ方，異常事態への陥り方を知る。

1つの病気には，必ずその病気に関係する主役の細胞たちが存在する。骨折には骨細胞が，脳出血や認知症には脳神経細胞やグリア細胞が，また肝硬変には肝細胞が，インフルエンザには免疫細胞が……という具合に，その病気を形成したり，関与したりする主役の細胞たちの存在が見えてくる。

そこで上記①に挙げたように，まず，ある病気に関係する主役の細胞たちの性質や特徴を知ることから入るのであるが，次にそれらの細胞や組織はどのような壊れ方をするのか，あるいはそれらの細胞や組織はどのように異常事態に陥っていくのかなどを調べてみるのである。そのためには，それぞれの細胞が集まって果たしている本来の機能や常態について，明確に学習しておく必要がある。正常な状態や姿を知ることによって，その壊れ方や喪失の仕方，あるいは変性の仕方などが見えてくるはずである。そうすると，さらにその先に，細胞や組織が異常事態に陥った時の，人体全体に及ぼす影響の深さまでが見えてくるだろう。

例えば，脳と脳細胞の仕組みの見事さを知ることで，外界からの良質の刺激が，人の脳を育て，その人らしさを作り上げる源になっていることがわかるのであるが，その脳細胞が壊れたり，変性してしまった場合，その壊れ方や変性の場所によって，一定の身体的，精神的症状が出てくるのがわかる。1つひとつの症状が，どのような機序（細胞の壊れ方）で生じるかを知ることは，看護や介護の援助技術の方向性を決定することにつながり，それが援助者の実力になる。

ところで，ナイチンゲールは，病気の成り立ちについて，poisoningとdecayという2側面を取り上げている。つまり，「病気とは，毒されたり〔poisoning〕衰えたり〔decay〕する過程を癒そうとする自然の努力の現われ」であると指摘しているのである。この発想は，病気を細胞レベルから見るという視点とは正反対の内容で，症状や病状は人体全体の有機的関係性のなかで，2つの方向から生成されると考えるものである。この視点は，病気の性質を大づかみに把握する時にはたいへん有効で，特に看護・介護の実践現場では役に立つものの見方である。

つまり，病気というのは固定した症状や病状がある状態，または薬や手術といった，外的な助けがなければ治癒しない状態ととらえるのではなく，それは外界から加えられた侵襲や破壊〔poisoning〕などに対して，また生体内部に発生する内的な崩壊や衰弱〔decay〕に対して，生命体自らが用意している回復のメカニズムにそって，自然治癒力を発動させ，壊れた部分や衰弱した部分を修

復させようと努めている過程であると見ているのである。

外界から加えられた侵襲や破壊によって生じる症状や病状を，毒される〔poisoning〕過程から生じたものとみなし，また生体内部に発生する内的な崩壊や衰弱を，衰える〔decay〕過程を引き起こす誘因として見ていけば[9]，そうした2つの過程は，必ず何らかの形で生活過程と結びついていることから，生活過程を整えるという看護・介護の実践の方向性や援助の対策に，直接結びつけて思考することができるのである。

しかし，この発想だけでは，現代科学としてのケアの知識体系は築きにくい。

病状や症状をポイゾニングの過程に属しているものなのか，あるいはディケイの過程にあるのかと思考を巡らせながら，今，細胞レベルでどんなことが起こっているかについて，大きな関心を寄せていくことによって，確かな裏づけのある思考が完成する。

これが病気を見つめるケアの「思考過程」の第2段階である。

③その細胞たちが壊れた時（常態を保てなくなった時），人体全体にどのような影響が出るかを知る。

ある病気に関係する主役の細胞たちが壊れていくことで，人体は全体として大なり小なり被害を被ることになる。これは症状や病状という形で表面に現われることが多く，また自覚症状や他覚症状として認知されやすい。人体全体にどのような影響が出るかを知ることは，その結果として，生活過程が不自由になったり，生活過程に制限が生じることから，看護・介護の直接的な実践課題に結びつくのである。

④その悪影響から人体を守ろうとする（人体に備わっている）回復のシステムを知る。

ナイチンゲールによって指摘された，「病気とは回復過程という性質を持つ」というテーマは，この段階で思考することになる。看護や介護は，人体が用意している回復のメカニズムや回復力に力を貸すことが本務であるだけに，このテーマについて十分な学習を積むことによって，より実践可能で具体的な「生活の処方箋」を描けるようになる。

人体に備わっている回復のシステムは，大きく分けて5種類以上は存在するだろう。ここでは代表的な「回復システム」を5種類挙げておく。

(1) 細胞の造り替え：これは細胞が壊れて死滅した場合，即座に新しい細胞が新生することによって，生命を守ろうとする姿そのものである。このシステムは，細胞の新生を可能にする組織や器官においてのみ可能である。

(2) 免疫機構の発動：体内に内部および外部環境から害になるもの，生命を脅かすものが侵入したり，発生したりした場合，即座に異物を駆除する細胞や，自己と非自己を見分けることのできる免疫細胞たちが活躍する。このことによって，自己細胞の破壊は最低限に食い止められることになり，生命の安全が保障される。

(3) 代償機能の発動：この機能は細胞の再生が行われにくい細胞群に見られる。つま

---

[9] 金井一薫『ナイチンゲール看護論・入門』現代社，第2章(1)病気をポイゾニングとディケイの過程として見つめる，p. 31〜36を参照のこと．

り，細胞の再生によって細胞自体を複製できない組織や器官においては，周囲の残った細胞たちがその壊れた機能を再生するために，代償機能を発揮して人体を守るメカニズムである。例えば，脳細胞が壊れれば，即座に残った脳細胞同士がニューロンネットワークを形成して，新たな情報伝達の道筋を形成するし，心筋梗塞で冠状動脈が閉塞を起こした場合には，側副血行路が形成されるなど，人体に備わっている代償機能は，随所に見られる。

(4) 生体の一時的防衛・防御反応：これは反射的反応として理解してよい。誤嚥すれば即座に咳き込んで気管に入ることを防御するし，腐敗した食物を呑み込めば，即座に嘔吐や下痢を起こすなどの反射的反応である。

(5) 体内薬の生成[10]：私たちの体では，自覚されないが，必要性に応じて多種類の薬物（体内薬）が生産されている。眠るには睡眠物質が，また痛みに対応する鎮痛剤が，さらにはストレスに対応できるように生産されるステロイド（副腎皮質）ホルモンが作られている。生体はそれらを利用することによって，さまざまな症状や病状に対処している。

上記に挙げた，人体に備わっている5つのプログラムを理解するだけでも，人体の回復・修復に向けた力の実態や姿を，かなり具体的に想像することが可能であり，"回復過程の姿"がイメージできるようになるだろう。

そしてこの回復のシステム（自然治癒過程）は，人間においては，その生活過程のあり方を適切に整えないかぎり順調には稼働しない。それどころか，生活過程のあり方を誤ると，回復システムは妨害され，病気は治りにくいか治らないか，あるいは中断されて死に至るかする。その適切な生活過程のあり方がすなわち療養であり，その病気や症状に合わせての療養生活のあり方の設計が「生活の処方箋」であり，その設計（処方箋）を実現すべく実践・工夫していくにあたって，対象者にその力が不足あるいは欠如している場合に，本人に成り代わって援助するのが看護・介護であると理解されるであろう。

そして，「生活の処方箋」とそれを実現する看護・介護とが，十分にして適切であれば，回復のシステムは順調に稼働し，さらにはその働きが促進されて，結果として自然で完全な回復（あるいは完全な自然死または自然死に限りなく近い死）へと導かれることになる。

これが，人間における病気と回復，回復と療養（養生），さらには療養と看護・介護の原形であって，医学と言えどもこの原基形態の枠外の機能を持つものではない。

さらに付言すれば，人間以外の動物や生物においては，「生活の処方箋」という積極的なケアの方策というものは，ほぼ皆無であり，動物たちが外傷や病気を負った時は，その本能に任せてただうずくまっているだけであり，看護・介護を受けることはなく，自力で回復するか，その時置かれた条件の成り行きに任せるのみである。すなわち，人間以外の動物や生物の集団社会においては，人間社会におけるような看護や介護といった社会的なケアという営みは認められない。

このように，看護・介護は人間社会に特有

---

10) 小南吉彦「病気とは何か」ナイチンゲール看護研究所主催：平成14年度・看護研修セミナー『要録と資料集』p. 16，2002．

に備わった機能であることが理解できる。看護や介護は人体に備わっている回復へのプログラムが順調に進むように，生活過程や認識過程を整えることによって，必要な援助過程を推進していく職種なのである。

　以上が「病気を見つめるための思考過程」の全体である。
　この4段階の「思考過程」は，あらゆる病気や症状に適用させることが可能なはずであり，このステップを踏むことで，おのずとその時のその人への「生活の処方箋」を作ることができるようになるだろう。
　この「思考過程」の内容は，まだほとんど一般には知られておらず，筆者が主宰するセミナーを受講した看護師や介護福祉士たちを中心に，ようやく臨床での展開が始まったばかりである。
　自然の回復過程を助けるために生活の処方箋を作り，生活過程を整える実践を展開することが，看護・介護の専門性であるだけに，今後は広範囲な場で学習の機会が作られ[11]，より多くの関係者がこのテーマについて習熟することを心から願っている。

---

11) KOMI理論学会およびナイチンゲール看護研究所の研修会では，毎年「病気をケアの視点で見つめる」というテーマに取り組んでおり，会員たちのなかから，多くの研究発表がなされるようになってきている．

第4章：KOMI理論における対象論

対象論は，次のように規定することができる。
「対象論とは，ある目的を持って，ある対象に働きかける時，その目的に合わせて，その対象が持っている性質や特性を理解し，知ることであり，あるいは，その対象の性質や特性を明らかにすることである。」[1]

看護・介護実践に携わる者は，人間とその生活を自らの仕事の対象とするわけだが，その対象を見つめる眼は，いつでもケアの専門的な視点（＝目的論）に導かれていることが肝心である。実践者は，ケアの目的論に導かれて対象を見つめ，具体的な援助方法を考え出し，実践を組み立てていくからである。

KOMI理論においては，看護・介護実践の対象を「人間と生活」に置き，その「人間」と「生活」を，ケアの目的論に支えられた独自の切り口で描くことになる。

ここでもう一度，ケアの目的を確認する。
「ケア（看護・介護）とは，人間の身体内部に宿る自然性，すなわち健康の法則（＝生命の法則）が，十分にその力や機能を発揮できるように，生活過程を整えることであって，それは同時に対象者の生命力の消耗が最小になるような，あるいは生命力が高まるような，最良の条件を創ることである。」

この目的にそって対象を見つめる時，援助者は①生命過程のあり方，②認識過程のあり方，③生活過程のあり方という，3つの要素とその密接な相互関連とについて熟知しておかなければならないことに気づく。したがって，KOMI理論の対象論においては，まずこの3要素について，看護・介護の視点をもって分析する。

1. 対象の見つめ方・その1
―― 人間は「生命過程」と「認識過程」を持つ存在である ――

ナイチンゲールは，人間に働きかける看護実践のあり方について，次のように述べている。
「看護は生きた身体と生きた心と，心身一体のあらわす感情とに働きかけるのである。」[2]
「看護婦が生きている身体に働きかけねばならず，また同じく生きている心に働きかけねばならないということである。すなわち，その生命とは植物の生命でもなければ単なる動物の生命でもない。それは人間の生命である。それは生きており，しかもそれは電気の力や引力によってではなく，人間の力，意識をもった力で生きているのである。」[3]

---

1) 金井一薫『KOMIチャートシステム・2001』p. 23, 現代社, 2001.
2) F・ナイチンゲール著, 薄井坦子他訳「病人の看護と健康を守る看護」『看護小論集』p. 54, 現代社, 2003.
3) 同上書, p. 54～55.

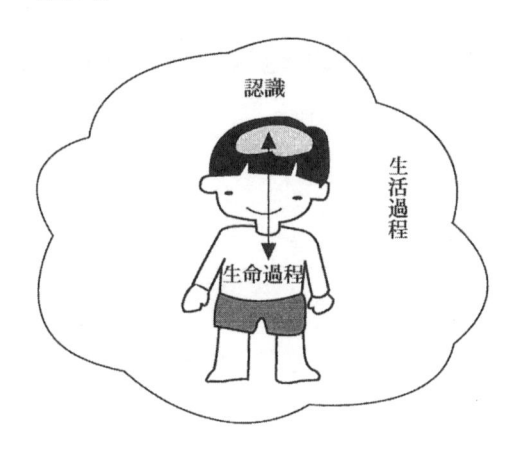

【図7】

　ナイチンゲールはこの最初の文章において，人間を身体（生命過程）と心（認識過程）を持っている存在であり，その両者を一体化させて表現する言動を手段に生きている生物であると指摘している。そして2番目の文章では，人間の持つ認識（思いや考えなど）に焦点を当て，人間は1人ひとり異なる認識を持って生きていることが，他の生物には見られない特徴だと強調した。

　ナイチンゲールが述べている心（認識過程）は，今日では脳細胞の働きだということがわかっている。それはその人が生まれた環境のなかで形成され，多くの環境因子によって影響を受けるものであることも理解されている。さらにその人の認識は，その時々の身体内部の状況を反映し，日々，刻々と変化しつづけているという特徴がある。

　このことから，看護・介護者が人間を見つめる時には，その人の身体内部の状況とその認識のあり方との両方に，同時に関心を注がなければならないという点が引き出される。それは別言すれば，生物としての人間（限りない共通性）を一方にすえ，もう片方に1人ひとり個性ある人間（限りない個別性）という見方をすえることにつながるだろう。そして，この両者をいつでも同時に思考し，両方に関心を寄せていくところに看護・介護実践の第一のポイントを置くことができる。

　このように，「生命過程」と「認識過程」（感情や思考）は，脳という統括器官を通して情報のやり取りをしており，相互に影響し，支えあって人体の健康を維持している。すなわち，60兆個の細胞の営みである「生命過程」の質は，その時々の「認識過程」のありようによって変化する性質を持っているということであり，また逆に，「認識過程」のありようは，その時々の「生命過程」のあり方によって影響を受けるということである。心が身体に及ぼす影響もあれば，反対に身体が心に及ぼす影響もある。この両方を同時に見ていく視点，これが人間を見つめる看護・介護の第一の視点である。

　それを表わすと【図7】のようになる。

2．対象の見つめ方・その2
　　――「生命過程」を支える「生活過程」のあり方――

　人間を「生命過程」と「認識過程」を持つ生物であるととらえたところで，次は「生命

過程」のあり方が，人間の暮らしや生活とどう結びついているかについて思考する。

"生物としての人間"に見られる生のありようを「生命過程」と名づけたが，それは，生命そのものを生かしている身体内部の構造とその働き，そしてそこに働く法則等を指している。

この"生物としての人間"は，成人になるとその身体に約60兆個もの細胞を持っており，その細胞1つひとつには，それぞれの寿命があって，細胞のレベルで絶えず生死を繰り返しながらその個体の存続を図っている。つまり，生命体は，絶えず外部環境から内部に向けて物質（特に酸素と栄養素）を取り込み，それを造り替えて細胞の再生に必要な材料とし，また身体の維持に必要なエネルギーを産生し，不要なものを外部に排出するという生命の営み（＝代謝過程）を繰り返している。

この「生命過程」が順調に営まれてはじめて，人間はその健康（寿命）を維持できるのだが，それには「生活過程」（暮らし）のありようが大きな影響を及ぼすことになる。

人間という生物は，人体の周囲に自然環境と区別して，「生活過程」という暮らしのバリアを築いている。この暮らしのバリアのなかで，人間としての発達を遂げてきた。まずは家を建てて厳しい自然条件から自らの生命を守り，土地や海や川を利用して豊かな暮らしを営み，家庭を作ることによって人生を深みのあるものへと創造してきたのである。

つまり人間の「生命過程」は，すべて「生活過程」を通して営まれているのである。例えば，外部環境から酸素と栄養素を取り込むためには，空気を吸ったり，食物を口にしたりという日常生活動作が必要だし，また，体内の細胞を通して変換されたエネルギーは，さまざまな運動や仕事または勉強や会話などの源として使われている。逆に細胞の再生のためには，睡眠や休息が不可欠の要素になっている。さらに，体内で不要になった物質は，便や尿や汗などの排泄物として処理される。

このように一連の「生命過程」は，連続する「生活過程」のなかで維持され，バランスを保っているのがわかる。

偏った食事を摂ったり，排泄を我慢したり，また不眠や運動不足が続いたりなど，「生活過程」が乱れれば，それに伴っていつしか「生命過程」にも乱れが生じ，何らかの

【図8】

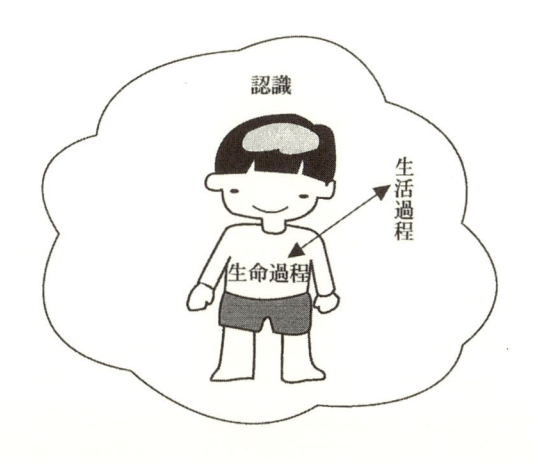

症状や病状が現われてくるのは必然的な成り行きなのである。この事情を，人間においては「生命過程」は「生活過程」のありようによって決定されると表現することができる。

これとは反対に，「生命過程」の乱れが「生活過程」のあり方や質に影響を与えるということも事実である。感冒をひけば学校や職場を休まなければならないし，食欲もなく，人と会うのも億劫になる。また事故に遭って半身が麻痺してしまった身体では，自力で食事が摂れなかったり，排泄も自力では行えず，他人の世話に頼らざるをえなくなるだろう。このように，「生命過程」と「生活過程」とは，いつも表裏一体となって現象し合っている。

KOMI理論では，この現象を「生活過程」が不自由になるとか，「生活過程」が制限されると表現することが多い。

これが人間を見つめる第2の視点である。図に表わすと【図8】のようになる。

3．対象の見つめ方・その3
──「生活過程」は「認識過程」によって創られ，「認識過程」は「生活過程」を通して変化する──

上記2点に加えて，「生活過程」は1人ひとりのその時々の「認識過程」（感情や思考）によって営まれているという事実も押さえなければならない。

ここでいう「認識過程」とは，人間の脳の働きである精神的な機能のすべてを含む概念であり，"情緒的な働き"と"知的な働き"の2面がある。感じたり，思ったり，考えたり，記憶したりする力の総称である。

「生活過程」は，この「認識過程」に大きく依拠している。

つまり，その日どんなものをどのくらい食べ，どんな衣類を身につけ，どのような1日を送るのかは，人それぞれの考え方や感性によって千差万別だということである。それゆえ，人間の個別性の源は，この「認識過程」にあると言える。脳細胞のネットワークは，その人の育てられた環境や身につけた習慣，また教育の内容などによってさまざまに形成されており，決して同じ状態にある人間は存在しない。ここに個別性が生じるのである。したがって個別の「生活過程」は，その人のその時々の「認識過程」を反映し，日々新たに創られていくものなのである。それは「人間の生活過程は，1人ひとりの脳細胞（認識）が創り出した作品なのである」[4]とも言えるであろう。

脳が持つ膨大な情報処理能力と，その許容量や予備能力の大きさのおかげで，人間は自由に発想し，創造的な作品や暮らしを生み出し，かつ生活の拡大を図り，豊かさを育んできた。このように，人間らしさやその人らしさは，すべて脳の機能の働きによるのであるが，それを反映させた生活過程にこそ，その人を理解する鍵があると言わねばならない。

この逆も成立する。それは，その人の「認識過程」は，日々の「生活過程」からのさまざまな刺激によって常時作り変えられ，変化していくということである。

「認識過程」は単独では変化・発達しない。視覚を通して入ってくる映像，聴覚から入ってくる刺激，手で触ったり，手を動かしたりすることで感じるものの形や温度，毎日家庭のなかで接する両親や兄弟・姉妹たちとの会話や遊び，また学校の教師や友人との交流など，個体を取り巻くさまざまな事物から送ら

4）金井一薫『KOMIチャートシステム・2001』p. 28，現代社，2001．

れてくる多種多様の刺激が，脳の神経細胞を活性化し，変化させ，その人の認識を作り変え，強化していくのである。

これが人間を見つめる第3の視点である。「認識過程」と「生活過程」のつながりを表わしたものが，【図9】である。

これまでに述べた3つの視点を整理すれば，以下のように表現できる。
ⅰ：「認識過程」のありようは「生命過程」に影響し，「生命過程」のありようは「認識過程」に影響する。
ⅱ：「生活過程」のあり方は「生命過程」に影響し，「生命過程」のありようは「生活過程」を規定，制限する。
ⅲ：「認識過程」のありようが「生活過程」を創り，「生活過程」のあり方が「認識過程」を作り変えていく。

看護・介護実践においては，何時でも，まずはこの3点に関心を寄せる。それぞれの現在の状態を把握し，「生活過程」を整えることによって，乱れた「認識過程」と「生命過程」に影響を与えるところに，その専門性があるからである。

4．対象の見つめ方・その4
──「社会過程」とのつながりを解く──

ここで「社会過程」というのは，きわめて高度な社会的生物である人間の，その集団社会の組織・文化・産業，さらに教育・経済・政治などの，働きや動きのすべてを含むものであり，個別の生活過程の外側にあって，生活過程を防護する役割も果たしていると考えることができるものである。

この「社会過程」がどのように「生命過程」や「生活過程」それに「認識過程」とかかわるかについて整理してみよう。

すでに述べたように，人間の「生命過程」は「生活過程」という厚い防護膜で覆われており，その生命過程は，生活過程を通して生物としての秩序を維持しているが，さらに人間の場合には，生活過程の外枠にもう1つの防護膜を持っていると考えるのである。つまり人間は，個人が持っている自分の「生活過程」と，個人がそれぞれに属しているさまざまな社会集団（職場や学校，また地域社会や国家や民族など）によって支え合っている「社会過程」と，この二重の防護膜を介して，

【図9】

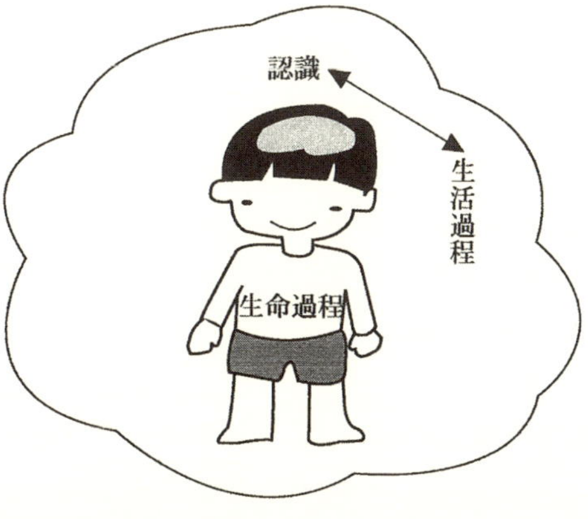

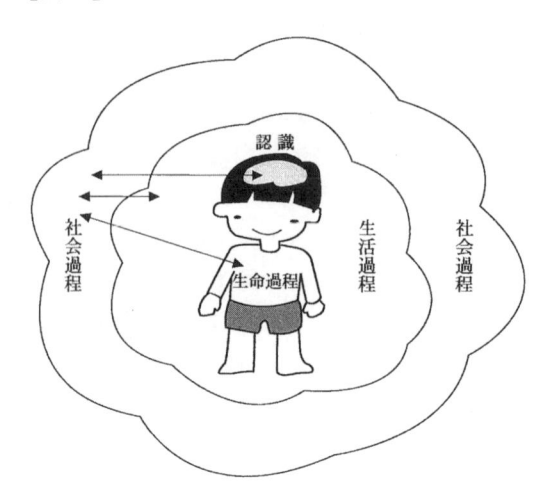

【図10】

「生命過程」を維持し，自分らしさを表現していると，最終的にはそのように見ることができるのである。

　動物の場合は，こうした防護膜は無きに等しく，生命過程は本能に導かれて直接じかに自然界と接していて，やりとりしているのに比べ，人間は二重に厚い膜で覆われて暮らしているので，自然界の変化や異変に対しては，その影響を直接受けることは少ないと考えることができる。もちろん地震や火山の噴火や洪水など，天変地異に関してはそれを防ぐ手段はないのだが，天候の不順や気候の変化といった事象に対しては，社会過程の防護膜は見事にそれを克服している。

　ところが，生活過程のバリアと同様に，ここからが問題なのである。人間の場合には，なまじ「社会過程」という強固な防護膜をまとっているがために，逆にこの防護膜のあり方が，「生命過程」や「認識過程」に大きな影響を与えることになるからである。

　「生活過程」と同じように，「社会過程」も人間の認識が生み出したものであるが，それゆえに，「認識過程」が一度乱れはじめると，「社会過程」は大きくマイナスに変化していってしまい，それが結果的にその国や地域住民の「生活過程」や「生命過程」にまで影響を及ぼすのである。特に戦争や貧困，感染症などの病気，さらには寿命という現象などにおいて，こうした図式のなかで理解すると納得がいくであろう。

　つまり，「社会過程」のありようは，個々の「認識過程」「生命過程」「生活過程」に影響を与え，また逆に個々の「認識過程」「生命過程」「生活過程」によって，「社会過程」は形成されていく。

　これが対象を見つめる第4点目の視点である。図で表わすと【図10】になる。

　【図10】からは，社会過程とつながるソーシャルワーク実践のあり方が見えてくる。ソーシャルワークは，社会過程という防護膜を形成している諸要素について，十分に精通している専門家集団によって担われるべきで，個別の生活過程を制限しているものや，生活の不自由さに対して，社会的資源を活用することで，そうした状態を脱却あるいは解消させる手立てを考え，それらを実践に移すことである。

したがって，このラインは主にソーシャルワーカーたちによって担われていくことを示しているが，ケアワークにおいても「社会過程」の成り立ちや性質や諸要素を知ることは不可欠であり，看護・介護者たちも個々の「認識過程」「生命過程」「生活過程」と「社会過程」のあり方に精通していなければならない。

5. 対象の見つめ方・その5
――「自然過程」（自然界）の諸要素を見つめ活用する――

人間が，地球という惑星で生まれた一生物である以上，地球という自然環境が持っている諸要素を，十分に「生活過程」や「社会過程」のなかに取り込まなければ，「生命過程」や「認識過程」の健康は保てないと見るべきであろう。

太陽の光は，あらゆる植物を育て，空気を浄化し，また人間の気持ちを明るくする。風の音や波の音，水辺の風景には心洗われ，森林は心を癒し，ペットなど動物たちとの共存も，人間の暮らしを豊かにする。反面，湿度や温度の高い地域での暮らしや，厳しい寒さと闘わなければならない土地での暮らしなど，自然の要素が人間の寿命を縮めてしまうこともある。

また逆に，人間の生活が合理化され，産業の発展に伴う環境破壊は，地球という惑星の健康を阻害し，やがてはその"付け"が人間の暮らしと健康を直撃するだろう。

KOMI理論では「自然界の要素」に関心を寄せ，それらが看護・介護実践とソーシャルワーク実践に不可欠のものとして，理論を組み立てている。「自然界の要素」はいずれも，日常生活のなかになくてはならないものとして，意識的に取り込む努力をすべきものであり，実践の方向を考えていくうえで重要な指針に挙げるべき事柄である。

この点についての，ナイチンゲールの指摘には鋭いものがある。

「本来の看護は，処方された薬剤や刺激物を与えたり外科的処置を施したりすることのほかに，新鮮な空気（換気），日光，暖かさ，清潔さ，静けさを適切に活用し，食事を適切に選択して与えることなど，すべて病人の生命力の消耗を最小にするよう行なうことを含んでいる。そして家庭での健康を守る看護もこれと同様に，健康な人の生命力をできるだけ高めるように，この同じ自然の力を適切に活用することを意味するのである。」[5]

ナイチンゲールは，看護の働きを，人間が持っている自然の治癒力に力を貸すことであると言うが，その自然治癒力を発動させるためには，外界の"自然の力を適切に活用すること"が重要であると言っているのである。ここに"人間が持つ自然性"と"人間に必要な自然の要素"という両面が浮き彫りにされ，看護・介護実践は，この両面の自然性と向き合っていかなければならない性格を持つことが明確になった。

ナイチンゲール看護思想は，これをもって完結する。

この第5点目のテーマを図で表わすと，【図11】のようになるであろう。

---

5) F・ナイチンゲール著，薄井坦子他訳『看護小論集』p. 47，現代社，2003.

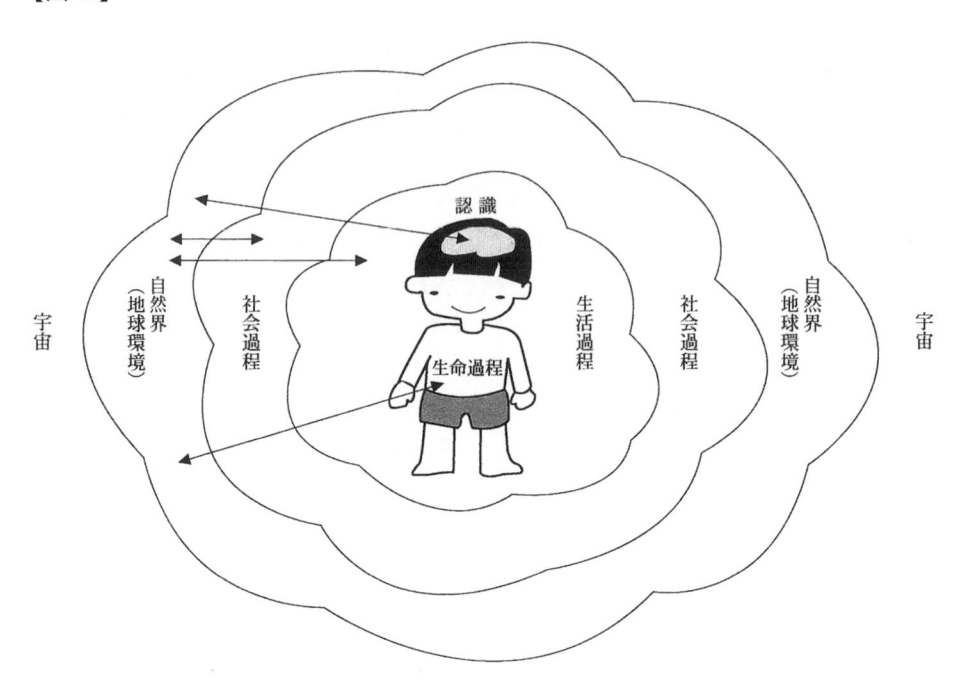

【図11】

図中ラベル：宇宙／自然界（地球環境）／社会過程／生活過程／認識／生命過程

6．対象論を構成する5項目における各々の諸要素

　KOMI理論において対象論を構成するのは，これまでに挙げた「生命過程」「認識過程」「生活過程」「社会過程」「自然過程」の5項目である。これらにはすべて「過程」という文字がつく。それは，この地球上で起こる生命・生活現象はすべて，時間軸にそって日々刻々と変化しており，2度と同じ現象が起こらないことから，常時変化しているという意味を含む言葉として「過程」を使い，5項目のすべてに適用させているのである。

(1)「生命過程」の諸要素

　生命の最小単位は分子からなる「細胞」である。同種の細胞が集まって「組織」を作り，さまざまな組織で構成される「器官」を作る。さらにいろいろな「器官」は密に協調し合って働き「器官系」を作る。そして数種類の器官系が集まって1つの「個体」が出来上がる。[6]

　看護・介護実践において，「生命過程」をどのように見つめるかは，たいへん重要なテーマである。すでに「疾病論」において，生命の法則を学ぶことの意義と内容の一部を記述したので，ここでは重複は避け，実践に活かすために構成した「生命過程の16の要素」について述べることにする。

　KOMI理論において，対象者の「生命過程」の状態を観察する時には，以下の16の要素に着目する。

---

6) エレイン・マリーブ著，林正健二・浅見一羊他訳『人体の構造と機能』p. 3，医学書院，1997．

1. 呼吸
2. 血圧
3. 体温
4. 咀嚼
5. 嚥下
6. 排便
7. 排尿
8. 上肢の自由
9. 起居動作
10. 移動の自由
11. 皮膚の状態
12. 聴覚
13. 視覚
14. 快・不快
15. 気分・感情
16. 知的活動

　これらは，人体を見つめる"解剖生理学"の視点を導入し，各項目は，呼吸器系，循環器系，消化器系，泌尿器系，骨・筋肉系，感覚器系，神経系の順に，必要と思われる要素名を選んで列挙した。

　16の要素の健康度を知ることによって，対象の身体的状況を大まかに把握することができる。それぞれの要素には，さらに状態の変化がわかるように，細目が設けられる。なお，細目の一覧は，65〜66頁に掲載したので参照されたい。

(2)「生活過程」の諸要素

　「生活過程」を形成する最小単位は「家」と「家族」である。
　そして，「生活過程」とは，人間の"個別の日常生活行動"のすべてをまとめてさす言葉である。その内容は多岐にわたるが，生活過程の諸要素が自力で健康的に整えられている時，人間は自らの尊厳を維持できる。

　筆者が提唱する生活過程の諸要素は，大項目として15項目あるが，これらの諸要素の選定にあたっては，先行文献における各モデルを参考にしている。

　i：まず参考にしたのは，何と言っても『看護覚え書』である。『看護覚え書』では，序章に続く13の章のなかで，「換気」「小管理」「物音」「変化」「食事と食物」「ベッドと寝具類」「陽光」「部屋と壁の清潔」「からだの清潔」[7]など，基本的な生活援助項目について述べられており，これらの項目がKOMI理論における「生活過程」の諸要素を思考するうえで，もっとも参考になった。

　ii：アメリカ看護学者のヴァージニア・ヘンダーソンが提唱した「看護の基本となるもの14項目」[8]を参考にした。

　ヘンダーソンの14項目は，「呼吸」「食事と水分」「排泄」「移動」「安息と安眠」「着衣の選択と着脱」「体温」「身体の清潔」「有害因子からの保護」「コミュニケーション」「宗教など自己の信念に従った活動への援助」「仕事と役割」「リクリエーション活動の援助」「学習への援助」である。

　iii：薄井坦子が『科学的看護論』の対象論で提唱している12項目[9]を参考にした。

　『科学的看護論』では，「循環」「呼吸」「体温」「運動」「休息」「食」「排泄」「衣」「清

---

7) F・ナイチンゲール著，湯槇ます・薄井坦子他訳『看護覚え書』現代社，2003．
8) ヴァージニア・ヘンダーソン著，湯槇ます・小玉香津子共訳『看護の基本となるもの』日本看護協会出版部，1961．
9) 薄井坦子『科学的看護論』p.40〜43，日本看護協会出版会，1978．

潔」「労働」「性」「環境」の12項目が"生活現象"として措定されている。

　さらに筆者が「生活過程」の諸要素を考えた時に基準としたのは，

ⅰ）「生命過程」を守り，維持していくための項目は何か。
ⅱ）「人とのかかわりの質」を維持し，発展させる要素は何か。
ⅲ）「社会過程」とつながり，よりその人らしさが出る要素は何か。
ⅳ）項目のタイトルを見ただけで内容がイメージしやすいように。
ⅴ）日本人の生活内容や生活習慣に適用しやすいように。
ⅵ）できるかぎり，ナイチンゲール看護思想を反映するように。

　以上の視点から，15の要素を措定したのである。以下に示す。

《生命の維持過程に直接影響する分野》
　1．呼吸する
　2．食べる
　3．排泄する
　4．動く
　5．眠る

《周囲の人々とのかかわりの質に影響する分野》
　6．身体を清潔に保つ
　7．衣服の着脱と清潔
　8．身だしなみを整える
　9．伝える・会話する
　10．性にかかわること

《「社会過程」とつながり，よりその人らしい生活を実現するのに影響する分野》
　11．役割（有用感）をもつ
　12．変化を創り出す
　13．生活における小管理
　14．家計を管理する
　15．健康を管理する

　「生活過程」の諸要素は，KOMI理論においてはさらに細分化される。

(3)「認識過程」の諸要素

　「認識過程」は，人間の脳の働きと連動しているので，要素分析にあたっては，脳の健康状態を知ることが求められてくる。しかし脳の健康状態を一般的に測るものさしを創るとなると，膨大な項目になってしまう。そこで，KOMI理論においては，(2)で述べた「生活過程」の15項目と連動させ，15の要素について，その時々の対象の「認識過程」の状態をも同時に把握できるようにした。

　「認識過程」を「生活過程」と連動させて見ていくことによって，その人の「思考・感情」と「言動」のバランスを把握することが可能になり，生活の自立度を判断するうえでも有意義である。

　KOMI理論においては，「認識面」と「行動面」は大項目15に各々細目が77項目と78項目呈示されている。詳しくは68〜70頁に掲載したので参照されたい。

(4)「社会過程」の諸要素

　社会過程とは，個々の生活過程を維持していくのに必要な，あるいは個々の生活に大きく影響する社会的環境や条件のことで，その国の政治・経済・教育・福祉・文化などがこの内容に関連していることは，先にも述べた。

　KOMI理論では，「社会過程」を構成する要素を，以下のように16項目選定した。こ

の要素の選定にあたっては,「社会福祉概論」や「社会福祉学」の著作を参考にしたが,同様のモデルは開発されていないので,本内容は筆者のオリジナルである。

1. 住居・建築
2. 給・配食
3. 福祉機器
4. 介護用品
5. 町づくり
6. 余暇活動
7. ボランティア
8. セルフヘルプ
9. 教育・訓練
10. 労働・雇用
11. 年金・保険
12. 公的扶助
13. 社会手当て
14. 保健・医療
15. 制度・政策
16. 法律

看護・介護の視点から「社会過程」の要素をとらえる時には,以下のような特徴をふまえると理解しやすくなる。

ⅰ:「社会過程」は,個別の「生活過程」の質を維持し,発展させ,またはそれを保障する。

人間集団の最小単位は家庭である。人は生まれてから死ぬまで,基本的には家庭にあって家族を単位にして生活過程を営んでいる。しかし,それだけでは人は社会に出て,社会とかかわることはできない。

社会が1人ひとりを社会人として育成していくプログラムを持っている。例えば,学校教育制度を敷いて,誰でも一定の年齢になれば公教育を受けることができるようにしている。そこでは社会人としてのルールや,人間として生きていくための基礎知識が教えられる。また,法律を制定して,社会のルールを作り,国民はこのルールに従って生きることをもって,生命の安全と生活の質が守られている。

ⅱ:「社会過程」は,個別の生活過程が何らかの原因で破綻や障害をきたした時,各々の状況にしたがって,その「生活過程」を支援する。

住居や住まいを失うか,障害のために住めなくなった場合には,住居の提供や住まいの改築などが行われており,住まいの保障というテーマは国の大きな課題である。また食生活を公的に支援するためのシステムとしては,給食や配食サービスがあり,介護を必要とする人には,介護者支援のための福祉機器や種々の介護用品の開発が活発に行われている。さらに障害者や高齢者が住み慣れた街で暮らすための,総合的な町づくりも着手されている。人材活用の面から見れば,ボランティア活動やセルフヘルプグループの活動も,かなり活性化してきている。

そして,病気や障害を負った場合には,医療保険や介護保険制度が準備されており,職を失った場合には,雇用対策や失業保険が活用でき,さらに働く能力が欠如したり,自力で貧困状態から脱することが困難な場合には,公的扶助制度が用意されている。

このように,個別の「生活過程」が自力で健康的に営めなくなった時,「社会過程」の諸要素がそれらをバックアップするのである。

これら「社会過程」を構成している16の項目は,一般的に"社会資源"や"社会制度"として認知されており,ソーシャルワー

ク活動は，こうした"社会資源"や"社会制度"を活用して，個別の「生活過程」を維持し，発展させていくための活動を行なっている。

看護・介護実践の場にあっても，「社会過程」を構成する諸要素について熟知しておくことは，対象者の「生活過程」を見守り，生活の処方箋を描くために必要不可欠であり，ここに保健・医療・福祉の連携というテーマが設定される。

(5)「自然過程」(自然界)の諸要素

地球はおよそ46億年前に太陽系の惑星の1つとして生まれたと言われている。そしておよそ40億年前に，最初の生物が誕生した。その時に現存する細胞の構成成分であるポリヌクレオチドやポリペプチドが出来上がったらしい。ポリヌクレオチドはDNAやRNAの材料であり，またポリペプチドは蛋白質のことである。さらに外膜が形成されるに至って，最初の細胞が出来上がり，そのなかで大量の遺伝情報がDNAに蓄えられるようになって，細胞は自らをコピーすることが可能となり，遺伝情報の多彩化と多様化が行われるにつれて，生物の進化の歴史が始まった。したがって，現存するすべての生物は，同じ遺伝コードを持っており，原始細胞の直系であることをうかがわせる。[10]

人間もこの進化の過程で誕生し，集団をなして大陸に住み，社会や国を作り，家族を最小単位として生活を営んでいる。

こうした生物の歴史のなかで人間をとらえる視点は，たいへん重要である。なぜなら，人間も地球という惑星のなかに生きる一生物であり，すべての生物とその生命の源を同じくしており，決して地球の持つ根本的な枠組みや性質から離れて生きることは不可能だからである。

筆者が思考した，看護・介護実践にとって考慮すべき「自然過程」(地球環境)の要素は，以下の12項目である。この要素を選定するにあたっては，まず第一にナイチンゲールの看護の定義と『看護覚え書』に書かれている諸要素を取り込み，その他の要素は地球環境を総合的にとらえて，看護・介護実践に不可欠の要素と考えられるものを取り入れた。

1. 空気
2. 陽光
3. 水
4. 風
5. 音
6. 土壌
7. 匂
8. 生物
9. エネルギー
10. 気温
11. 湿度
12. 重力

これらの12要素は，すでに述べたように，人間の生命と生活に大きく影響し，どの項目が欠けても，またその質が変化しても，生命と生活に重大な結果をもたらすものである。それゆえに，人間はこうした自然の要素に親しみ，触れ合い，時には調達し，または獲得しながら生きることを余儀なくされている。自然界はまさに「人間」と「生活」を看護・介護的に思考する対象論の構成要素なのである。

---

10) J・D・ワトソン他著，中村桂子他監訳『細胞の分子生物学』第3版，ニュートンプレス参照．

【図 12】KOMI 理論の対象論の全体像（5 領域の全要素）

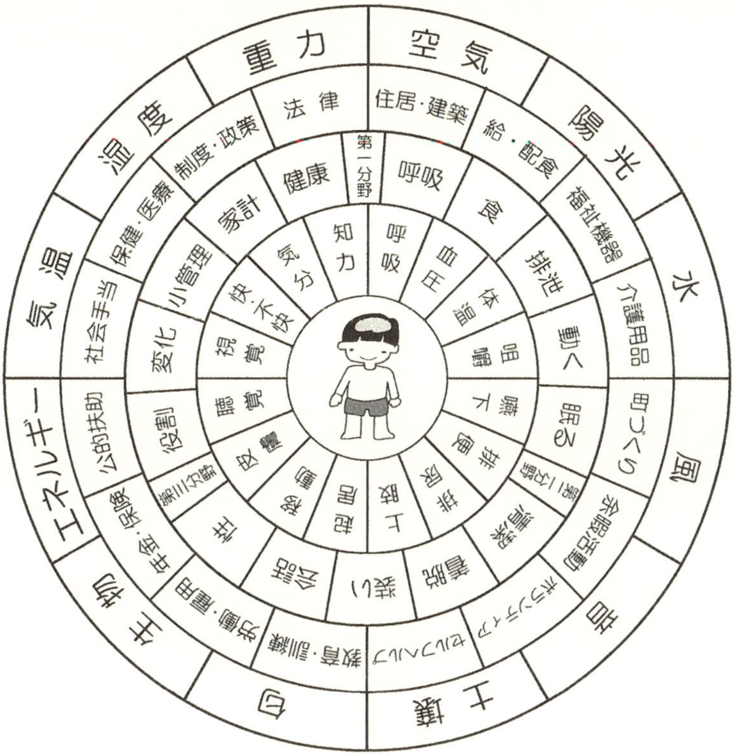

7．対象論の全体像

　KOMI 理論における対象論を構成する 5 領域の全要素について概略したところで，これらの関係を模式化したものを【図 12】として提示する。

　ここに提示した KOMI 理論における対象論を構成する 5 領域の全要素は，人間の QOL（生命の質と生活の質）の実現と維持を目指して行われる援助活動の，具体的内容を規定するものであり，対象者の生活の QOL を評価するための「評価尺度」として用いることが可能なものである。

　つまり，人間が各々の「生活過程」を営むに際して，この 5 領域と各々の領域で定めた細項目の内容を十分に満たしていることが，"健康で自律した生活"の実現には不可欠の要素となるのである。

第 4 章：KOMI 理論における対象論

第5章：KOMI理論における方法論

1. 看護・介護における方法論の視点

これまで，KOMI理論における目的論・疾病論・対象論と，理論を構成する3要素について述べてきたが，ここでは「方法論」を論じる。

方法論は，看護や介護の実践の特徴に鑑みて，看護・介護実践展開の道筋を解くものである。それは先に述べた「目的論」が示すケアの方向にそって，その目的が実現するように，対象の特性をしっかり把握したうえで展開される"裏づけのある"道筋のことである。

さて，看護・介護実践の臨床的特徴とは何であろうか？

人間の仕事は，「過程的な仕事」と「手順的な仕事」の2種類に大別できる[1]という。

多くの仕事は「手順的な仕事」として行われている。つまり作業の手順が一定に定められており，手順どおりに行うことによって，求める成果が得られるように組まれているのである。この場合はきわめて単純な手順で行われる仕事から，複雑で細心の注意と高い能力が求められる仕事まで，段階が分かれているが，特徴は対象の持つ性質にある。手順的な仕事で進められる場合は，対象が主体的に情報を提供してくれるか，またはあらかじめ設計されたプログラムどおりに作業を進行させればよいことが多い。つまり相手の要求によって仕事をプログラム化できるものが「手順的な仕事」だと言えよう。

一方において，看護や介護などの仕事は，必ずしもいつも対象からの要求があるわけではない。むしろ要求や情報がない場合のほうが多いのである。加えて対象の状態は，日々刻々と変化する。こういう仕事は「過程的な仕事」と言われている。「過程的な仕事」は，時間軸に沿って，日々変化する対象の条件や状態に合わせて，専門的な視点でその条件や状態を絶えず見て取らなければ，仕事の段取りが描けないところにその特徴がある。看護や介護の仕事の難しさは，この過程的に行われるという性質自体のなかにある。

つまり，過程的に行われていく看護・介護の仕事場面においては，対象者が自らのさまざまな要求や希望や自己の置かれた状況などを，適切に，わかりやすく，また納得のいくように語ってはくれないのである。さらに多くの場合，対象者に要求や状況を語らせること自体が，生命力を消耗させることにつながるのである。むしろ相手に語らせないで，状況を正確に見て取る力が要求されることが多いのである。これが看護・介護実践において「観察」能力が問われる理由であり，また確かな方法論が必要な根拠でもある。

援助者が見たこと，聞いたことなど，五感に触れた事実を，専門家の立場に立って「意

---

[1] 小南吉彦「ナイチンゲールの観察論」『平成14年度・看護研修セミナー：要録と資料集』p. 33〜34, ナイチンゲール看護研究所, 2002.

味の読み取り」をしなければ，相手に対して「何を」「どのように」して援助すればよいのか，その答えを出すことはできない。「事実の意味の読み取り」を，看護・介護の視点で行なっていくことが，我々の仕事の中身の中心に来るのである。

ナイチンゲールは「観察」について，次のような言葉を述べている。

「訓練された観察力なしでは，看護婦は何を探し見つけてよいかわからない。病人をただ見つめるだけでは観察とはいえない。眼で見ること〔to look〕は必ずしも見てとる〔to see〕ことではない」[2]と。

ナイチンゲールの言うように，対象者に起こっている事実のなかで，何を，どう見るのかというテーマが，看護・介護実践にとっては最も難しく，自己の信条や人生観に頼ってしまいがちなところであるが，それゆえに十分な，かつ根拠のある一定の訓練プログラムが用意されなければならないのである。

KOMI理論では，この観察の眼を養い，「看護・介護過程」の展開を看護・介護そのものに導くために，方法論を明確に示し，その方法論展開のための「道具」を開発し活用する。

(1)方法論とは何か

KOMI理論における方法論は，その目的論，対象論から次のように導き出すことができる。

「方法論は，対象者の症状や病状や種々の障害によって引き起こされる"生活過程に生じる制限や不自由さ"に着目して，その人が自ら行えなくなった生活過程を，その人に成り代わって行うという筋道で援助していくことである。この場合，人体が用意している回復のシステムや生命のメカニズムが発動しやすいように，最良の条件を生活過程のなかに創りだすことである。」

上記のように方法論を措定すれば，対象を見つめる視点がおのずと定まってくる。

つまり，対象者の何を，どのように見つめればよいかが見えてくるのである。

人間は，成人になれば誰でも基本的には，自らの生活過程は自らの力で営めるようになる。呼吸して，食べて，寝て，活動し，人と交わりながら，自分自身の生活過程を創り上げていくものである。人の援助を受けずに自らの力で生活過程を創り上げている状態を，普通"自立"（自律）と呼ぶ。

しかし，己れの生活過程が1人では営めない状態，あるいは営めなくなる状態に陥ることがある。そういう状態のことを，"生活過程に制限が生じた"あるいは"生活過程が狭められた"または"生活過程に不自由さが生じた"という。

ではどんな時に人間の生活過程は制限されたり，不自由になったりするのだろうか。それには以下の3つのルートが考えられる。

ⅰ：認識過程の乱れや，認識の未発達・未成熟からくる制限・不自由
ⅱ：生命過程の乱れや損傷からくる制限・不自由
ⅲ：社会過程の乱れや混乱からくる制限・不自由
ⅳ：自然界の乱れや異常，さらには自然過程の要素の活用不足からくる制限・不自由

ⅰとⅱの状態から引き起こされる制限は，

---

[2] F・ナイチンゲール著，薄井坦子他訳『看護小論集』p. 144，現代社，2000．

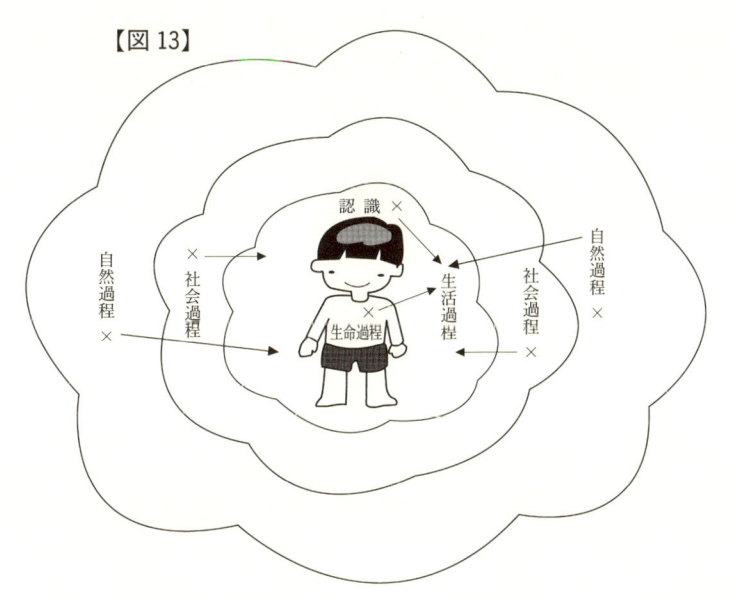

【図13】

具体的には，赤ん坊から学童期にある子どもたち，高齢者や病人や心身に障害を負った人々など，社会的弱者のなかに顕著に現われるのが常である。また社会全体が戦争などの闘争状態にある時や，経済的危機状況における飢餓状態にある時，さらにSARSなどの感染症が蔓延した状態など，iiiにあたる社会過程の乱れや混乱が顕著の時にも，個々の生活過程は制限または不自由になる。またivの自然界からの影響も無視できない。

【図13】は，生活過程が何によって制限または不自由になるかを示したものである。

上記の図を見ればわかるとおり，「生活過程」の制限や不自由さに焦点を合わせて，制限や不自由さの内容や質の観察を行うためには，「対象論」で取りあげた5領域の要素を念頭におくとよい。つまり，以下に示す順序にしたがって対象を見つめるのである。この過程は，そのまま「看護過程」となり「介護過程」となる。

① 「生命過程」を構成する諸要素を通して，今の乱れ方，状態を知る。
② 「認識過程」を構成する諸要素を通して，今の乱れ方，状態を知る。
③ 「生命過程」と「認識過程」が，「生活過程」にもたらしている制限や不自由さを知り，その度合いや質に関心を持つ。
④ 「社会過程」を構成する諸要素が，「生活過程」に制限や不自由さをもたらしているかどうかを知る。
⑤ 「自然過程」の諸要素を十分に取り入れた「生活過程」であるかどうかを知る。

この①から⑤までが，看護・介護のための観察項目となる。

この先に「看護・介護過程」を展開する時には，

⑥ 「生活過程」の制限や不自由さに焦点を合わせて対象者の全体像を描き，「持てる力や健康な力」さらに「生命力の消耗に関連している事柄」などをトータルにアセスメントする。
⑦ 「生活過程」の制限や不自由さに対して，また「生命力を消耗させている事柄」に対して，「持てる力や健康な力」を活用して，どうすれば解決できるか，その方策を考える。── ケアプランの作成 ──
⑧ "その人の持てる力"を引き出しながら，

第5章：KOMI理論における方法論

具体策を実行に移す。
⑨結果として,「生命過程」や「認識過程」の乱れを整える。

これが「看護過程」「介護過程」展開の一般的な道筋である。

(2)方法論展開のための「道具」を活用する

上記の方法論展開のための道具(=看護・介護過程展開用紙)として開発されたのが,「KOMIチャートシステム」である。

「KOMIチャートシステム」は,以下に示すように,目的にそって開発されたそれぞれの用紙群から成り立っている。

ⅰ:対象論の主な3領域,つまり「生命過程」「認識過程」「生活過程」の諸要素について,情報を収集するための用紙群
ⅱ:目的論の"ケアの5つのものさし"の視点を活用して情報を整理するアセスメント用紙
ⅲ:目的論にそって実践が展開できるように用意したケアの展開用紙群

ここでは簡単に,それぞれの用紙の持つ意味と活用法について説明する。

①「対象論」にそった情報収集のための用紙

看護・介護実践展開のために必要な情報を収集するために作成されたのが,この用紙である。情報は,KOMI理論の方法論の道筋にしたがって,以下の3点について,収集できるようになっている。

ⅰ:「生命過程」の乱れ方,状態を知る。
ⅱ:「認識過程」の乱れ方,状態を知る。
ⅲ:「生命過程」と「認識過程」からくる「生活過程」の制限や不自由さの度合いを知る。

この3点については,各々の領域ごとに,すでに諸要素が分析されているが,それを元にさらに細かな観察項目が作成されている。まず,「生命過程」の状態を判断するものとして,「KOMIレーダーチャート」が,「認識過程」と「生活過程」の状態を判断するものとして「KOMIチャート」が存在する。

【KOMIレーダーチャート】

KOMIレーダーチャートは,「生命過程」の要素として取り上げた16項目を判断基準にして,さらにそれぞれの項目において,今の状態が一目で見て取れるようにレーダー状に作成したチャートである。

次ページに「生命過程判定項目」表を提示する。

KOMIレーダーチャート上に描かれる図形は,その人の今現在の"生命力の姿"を表わしており,"生命力の幅の一端"を示している。チャート上では詳細な症状や病状などは見て取れないが,一目で現在の身体的状態を把握するには便利で,誰が見てもわかりやすいのが特徴である。

【図14】として,KOMIレーダーチャートの具体例,2例を提示する。

〔事例Ⅰ〕のチャートは"交通事故による脊椎損傷",〔事例Ⅱ〕のチャートは"アルツハイマー病"の方のものである。

健康な成人であれば,すべての項目が外円上にマークされて,完全な円を描くはずであるが,〔事例Ⅰ〕の方は,血圧の異常があるほか,排泄は失禁状態でオムツをしており,上肢も下肢も麻痺して動かず,寝返りも移動も1人ではできないという状態である。しかし脳は健康で,感情も安定しているということがわかる。

KOMIレーダーチャート

生命過程判定項目

	項目	内容	補助具・器具 等
1	呼 吸	☐ 1. 自然な呼吸 ☐ 2. 軽い息切れ・息苦しさ ☐ 3. 強度の息切れ・息苦しさ ☐ 4. 気管切開（自力での呼吸不可）	☐ 吸引 ☐ 吸入 ☐ 体外補助手段 　（人工呼吸器等）
2	血 圧 (単位mmHg)	最高血圧　　　　最低血圧 ☐ 1. 正常範囲　140以下　かつ　90以下 ☐ 2. 要注意　　141～159 または 91～94 ☐ 3. 異常 　　（高血圧）　160以上　または　95以上 　　（低血圧）　100以下	
3	体 温	☐ 1. 正常範囲 ☐ 2. 微熱(37℃～37.9℃) または 　　 低体温(35.5℃以下) ☐ 3. 中等熱(38℃～38.9℃) ☐ 4. 高熱(39℃以上)	
4	咀 嚼	☐ 1. 何でも噛める ☐ 2. 柔らかいものなら噛める ☐ 3. 舐めることならできる ☐ 4. 咀嚼できない・することがない	☐ 入れ歯 ☐ きざみ食 ☐ ミキサー食 ☐ 流動食
5	嚥 下	☐ 1. 何でも飲み込める ☐ 2. 時々むせることがある ☐ 3. しばしば激しくむせる ☐ 4. 嚥下できない・することがない	☐ とろみ ☐ 鼻腔栄養 ☐ 胃瘻 ☐ 点滴(静脈)栄養 ☐ IVH
6	排 便	☐ 1. 正常 ☐ 2. 軽度の障害がある 　　（3～4日に1回の便秘・一過性の下痢・少量の便もれ） ☐ 3. 重度の障害がある 　　（1週間以上に及ぶ便秘・連続した下痢） ☐ 4. 便失禁（常時おむつを使用している） ☐ 5. 人工肛門造設	☐ おむつ ☐ 差込便器 ☐ ポータブル ☐ 浣腸 ☐ 摘便
7	排 尿	☐ 1. 正常 ☐ 2. 軽度の障害がある 　　（頻尿・残尿感・少量の尿もれ・尿が出にくいなど） ☐ 3. 重度の障害がある 　　（乏尿―1日に400ml以下・多尿―1日に3000ml 　　　以上・尿閉・血尿など） ☐ 4. 尿失禁（常時おむつを使用している） ☐ 5. 人工膀胱・人工透析・腹膜透析	☐ おむつ ☐ 尿器・パッド ☐ 失禁パンツ ☐ ポータブル ☐ カテーテル
8	上肢の自由	☐ 1. 両手が自由に使える ☐ 2. 少し不自由なところがあるが、生活に支障はない ☐ 3. 不自由さが生活の広範囲で支障をきたしている ☐ 4. 上肢を使ったすべての動作に介助が必要である	

	項 目	内 容	補助具・器具 等
9	起居動作	☐ 1. 立ったり座ったりが自由にできる ☐ 2. 座位から立ち上がることはできるが、立位の保持には物につかまる必要がある ☐ 3. 寝た姿勢から起き上がることは自由で、端座位も安定している ☐ 4. 寝返りはうてる ☐ 5. 寝返りもうてない	☐ つかまりバー ☐ ベッド柵 ☐ 紐
10	移動の自由	☐ 1. 自力歩行（つかまらずに歩く） ☐ 2. 何かにつかまって歩く ☐ 3. 這う・いざる（座ったまま進む） ☐ 4. 車椅子に乗って自力で移動できる ☐ 5. 介助がなければ移動できない	☐ 手すり ☐ 杖 ☐ シルバーカー ☐ 歩行器 ☐ 車椅子 ☐ 電動車椅子
11	皮膚の状態	☐ 1. 正常（何の変化・損傷もない） ☐ 2. 軽い変化・損傷がある 　　（乾燥・汚れ・発赤・擦過傷 等） ☐ 3. 中程度の変化・損傷がある 　　（湿疹・内出血・水泡・軽い浮腫 等） ☐ 4. 重度の変化・損傷がある 　　（全身の浮腫・びらん・潰瘍 等）	
12	聴 覚	☐ 1. 普通に聞こえる ☐ 2. 大きめの声・音なら聞こえる ☐ 3. 耳元の大きな声・音なら聞こえる ☐ 4. ほとんど聞こえない	☐ 補聴器 ☐ 左右差に配慮が必要
13	視 覚	☐ 1. 普通に見える(眼鏡など使用してもよい) ☐ 2. 新聞の大見出しなら見える ☐ 3. 顔や物の輪郭ならわかる ☐ 4. 光はわかる ☐ 5. 全く見えない	☐ 眼鏡 ☐ コンタクトレンズ ☐ 杖 ☐ 盲導犬 ☐ 視野欠損に配慮が必要
14	快・不快	☐ 1. 疼痛や違和感などの不快症状は全くない ☐ 2. 不快症状が少しある、または時々おこる ☐ 3. 不快症状は激しくないが常時ある ☐ 4. 激しい不快症状が常時ある。 　　または不快症状の有無を表出できない	
15	気分・感情	☐ 1. 安定している ☐ 2. 少し落ち込んでいる。 　　または乱れ(イラつき等)がある ☐ 3. かなり落ち込んでいる。 　　または大きな乱れがある。 ☐ 4. 表出がほとんどないか、錯乱状態である	
16	知的活動 （記憶・見当識等）	☐ 1. 乱れがなく全く生活に支障がない ☐ 2. 軽度の乱れがある ☐ 3. 大きな乱れのために生活の広範囲で支障をきたしている ☐ 4. 24時間、常時の見守りがなければ生活できない	

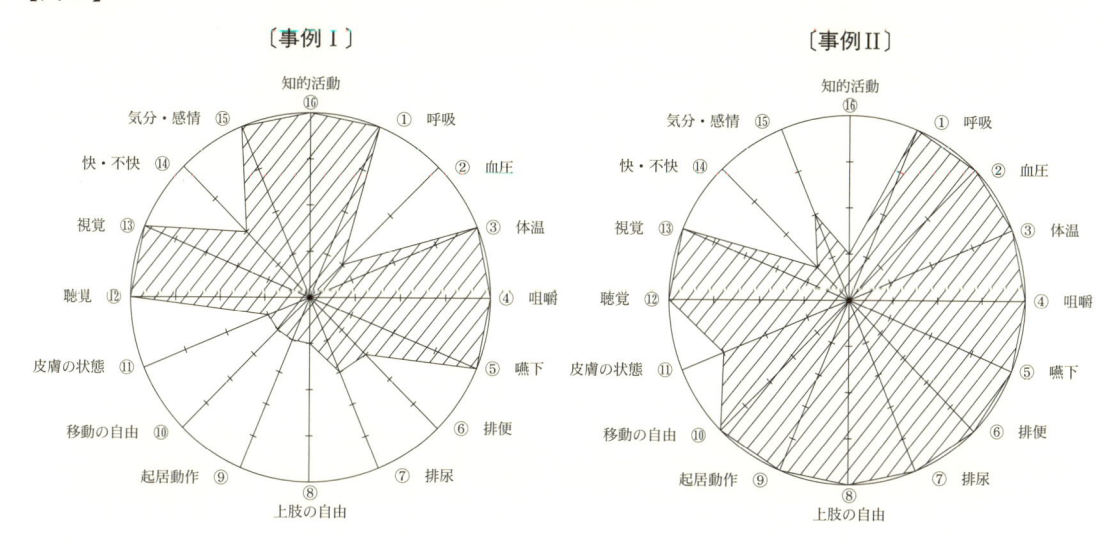

【図14】[3]

〔事例Ⅰ〕　　　　　　　　　　〔事例Ⅱ〕

（レーダーチャート：知的活動⑯、①呼吸、②血圧、③体温、④咀嚼、⑤嚥下、⑥排便、⑦排尿、⑧上肢の自由、⑨起居動作、⑩移動の自由、⑪皮膚の状態、⑫聴覚、⑬視覚、⑭快・不快、⑮気分・感情）

　また〔事例Ⅱ〕の方のチャートは，運動動作などを含めたすべての生命活動は問題なくできているが，知的機能が大きく乱れており，1人では日常生活が送れないことを示している。このように，レーダーの示す意味の読み取りができれば，誰にでも一目でその人の「身体面」の状態が理解できるように工夫されている。

【KOMIチャート】

　KOMIチャートは，「認識過程」の状態と「生活過程」の状態を，「15の生活過程判定項目」と「155の判定細項目」にそって，同時に判断していくために開発された，1枚のチャートである。

　判定結果については，「認識面」の円には3種類，「行動面」の円には5種類のマークで色塗りされるため，出来上がった図柄を見れば，一目でその人の生活の自立度が把握できるようになっている。つまり「KOMIチャート」1枚を見ただけで，今のその人の"欠けたところ"と"残された力"とがわかるようになっているのである。

　次ページに「生活過程判定項目」一覧を提示する。

　「KOMIチャート」で作成した事例を【図15】として提示する。

　「KOMIチャート」で表わされたものは，そのルールさえ了解していれば，対象者のその時々の生活像を，一切の文字記載がなくても理解することが可能である。

　また，「KOMIチャート」は，どんな職種の人とでも共有することができ，家族やご本人に情報開示することができる。

【グランドアセスメント用紙】

　グランドアセスメント用紙は，「KOMIレーダーチャート」や「KOMIチャート」を用いて収集した情報を整理し，ケアプランに

---

3) 金井一薫『KOMIチャートシステム・2001』p. 139, 141, 現代社, 2001.

生活過程判定項目

生活過程	判定項目	
	認識面	行動面
①呼吸する	1. 空気の汚れ（匂い・よどみ・ムッとする感じ）がわかる 2. 暑さ・寒さがわかる 3. 陽光を気持ちよく感じる 4. 新鮮な空気は気持ちよいと感じる 5. 空気を清浄にするための各種電気製品（掃除機・冷暖房器具など）の使い方や扱い方がわかる	1. 自力で自然に呼吸している 2. 息苦しい時には訴えることができる 3. 自分で部屋の換気をしている 4. 自分で部屋の温度・湿度の調節をしている 5. 自分で陽光を取り込んだり，陽光を浴びたりしている
②食べる	1. 食べ物がわかる 2. 空腹を感じ，異常食欲がない 3. 適切な食物量や水分量がわかる（過食や拒食にならない） 4. 健康にとってどんな食物がよいかわかる 5. 人と一緒に食べたいと思う	1. 経口的に摂取している 2. 自力で摂取している（介助なしで食べている） 3. 食事内容に大きな偏り（食事の量と質の偏り）がない 4. 自分で配膳・下膳をしている 5. 自分で調理をしている
③排泄する	1. 便意・尿意がわかる 　a.便意　b.尿意 2. 排泄終了がわかる 　a.便　b.尿 3. 今，どこで排泄すべきかわかる 4. 排泄の不調（下痢・便秘・頻尿・乏尿など）に対して解決するための方策がわかる 5. 世話されることに羞恥心やためらいなどの気持ちがある	1. （肛門・尿道口から）自然に排泄している 　a.便　b.尿 2. 便意・尿意を表現している 　a.便意　b.尿意 3. ベッド上でなく，トイレ（ポータブルトイレも含む）で排泄している 　a.便　b.尿 4. 自分で局所を清潔にしている 5. 自分で着衣の上げ下ろしをしている
④動く	1. 日常のすべての動作に痛みや苦痛を感じない（苦痛など何もない） 2. 動きたいという意欲・意志がある 3. 健康にとって運動や作業が大切であると思う 4. できる動作や作業は自分の力でやりたいと思う 5. 今，自分の行動が自他を過度に消耗させたり，危害を加えたりしていないと自覚している（徘徊・閉じこもり・自傷や他傷行為などが見られない）	1. 身体の一部でも動かすことができる 2. 寝床の上で楽な姿勢や動作が困難なく自由にとれている 3. 室内では自力で困難なく自由に動いている 4. 住まいの外（家屋周囲）に，困難なく自力で自由に出入りしている 5. 乗用車やバスや電車に乗って，自力で自由に行動している
⑤眠る	1. 良く眠れた，または良く眠れないと感じることができる 2. 今，昼か夜かがわかる 3. 眠りに際して不安や恐怖心がない（暗闇が恐いなど） 4. 起きる意欲・意志がある 5. 睡眠の不調に対して解決する方策を知っている	1. 自力で眠ることができる（薬の力を借りない） 2. 必要な睡眠時間がとれている 3. 自分で眠るに適した着替えをしている 4. 眠りに際して洗面・歯磨きを自分でしている 5. 眠るための寝床や寝室の環境を，自力で整えている

生活過程	判定項目	
	認識面	行動面
⑥身体を清潔に保つ	1. 不衛生（便や尿に触れること，不潔な場所や物など）がわかる 2. 不潔（下着の汚れ，衣類の汚染など）による身体の不快感を感じる 3. 身体細部（爪，目やに，耳垢，鼻毛など）の不潔に気を止めることができる 4. お風呂に入りたいと思う 5. さっぱりしたと感じる	1. 自ら手指を清潔にしている 2. 自ら口腔内の清潔を保っている 3. 自ら身体細部（爪，目やに，耳垢，鼻毛など）の清潔を保っている 4. 自分で洗髪をしている 5. 自分で入浴やシャワー浴をしている
⑦衣服の着脱と清潔	1. 朝起きたら衣服を着替えるのは当然と感じる 2. 着替える意欲・意志がある 3. 衣服の好みがある 4. 季節（気候）に合った衣服がわかる 5. 洗濯する意欲・意志がある	1. 自力で衣服の着脱ができる 2. 朝起きた時など，自分で着たい衣服を選んでいる 3. 自分で選んだ衣服の素材や枚数が体温調節に適している 4. 脱いだものを自分で整理している 5. 自分で洗濯をしている（洗う・干す・取り込む・たたむ・しまう）
⑧身だしなみを整える	1. 髪型や身につけているものを誉められると嬉しいと感じる 2. だらしないこと（シャツが裏表，髪がボサボサなど）がどういうことかわかる 3. 自分の装いに関心を持っている 4. 装いにおける自分の好みを知っている（髪型，装身具，化粧品など） 5. 時・所・目的に適した身だしなみがわかる	1. 自ら朝の洗面・歯磨きをしている 2. 自ら，だらしなくないように，衣服をきちんとこざっぱりと着ている 3. 自ら日々，髪型を整えたり，ひげそり，肌の手入れ，化粧などの身づくろいをしている 4. 自ら（理容師・美容師などの力を借りて）自己を表出している 5. 自ら時・所・目的に適した身だしなみをしている
⑨伝える会話する	1. 相手が誰かわかる 2. 相手の言うことがわかる 3. 伝えよう・話そうという意欲・意志がある 4. 記憶に大きな欠落や乱れがない 5. 人と話すことに苦痛がない	1. 意味のあるサインを出すことができる（表情・まばたきなど） 2. 質問の意味がわかり，ハイ・イイエで答えることができる 3. 短い会話ができる（手話・点字・ワープロなどを含む） 4. 会話の内容に違和感や乱れ（繰り返し・長い沈黙・脈絡のなさなど）がない 5. 1日の会話量が充分にある
⑩性にかかわること	1. 人前で裸になるのは恥ずかしいと感じる 2. 自分が男性か女性かがわかる 3. スキンシップを心地よいと感じる 4. 異性に対して自然な関心を持っている（異性を極端に嫌ったり，極端に好意を示すことがない） 5. 自己の性に対する自制心がある	1. 生活の場に両性の存在がある 2. 自ら，着衣・髪型・言葉づかいなどを通して，男性性，女性性を表出している 3. スキンシップをする・されるという関係(対象)がある 4. 性的欲求に振り回されず，問題を起こしていない 5. 異性とごく自然に付き合っている

生活過程	判定項目	
	認識面	行動面
⑪役割（有用感）をもつ	1. 自分は誰かわかる 2. 自分史・おいたちを覚えている 3. 相手のことを思いやる気持ちがある 4. 自分のことは自分で決定しようと思う 5. 家族や社会の中で自分の役割がある	1. 家族や親族に支えられている 2. 自分にとって安定した（心休まる）居場所をもっている 3. 周囲に特定の（特に行き来のある）友人・知人がいる 4. 今やりたいこと，打ち込みたいものに取り組んでいる 5. 社会との接点をもっている（家庭以外にも居場所を広げて生活している）
⑫変化を創り出す	1. 変化のない生活に退屈や辛さを感じる 2. 小さな変化（花一輪，絵，本，音楽など）に心地よさを感じる 3. 変化を望む気持ちがある 4. 具体的に望む事柄を思い描くことができる 5. 変化を創る場合，自分が置かれている今の状況や体力に適した事柄がわかる	1. 長期にわたって1つの部屋に閉じこもったような生活をしていない 2. 生活に変化がない場合には，その辛さを表現できる 3. 自ら室内で小さな変化を創り出し，楽しんでいる 4. 自ら身近にある自然や文化を楽しんでいる 5. 自ら遠方の自然や文化をも楽しんでいる
⑬生活における小管理	1. 居室の不潔や乱れがわかる 2. 日常生活で不足しているものがわかる 3. その日，1日の過ごし方がわかる 4. 日常起こるこまごまとした問題を解決するための判断力がある 5. 居室や居宅に自分らしさを表現したいと思う	1. 自分で居室の清潔を保っている（掃除，整理，整頓） 2. 自分でゴミを分別し，決められた場所に持って行っている 3. 日常生活で不足している物品を自分で補充している 4. 届けられた手紙や物品などを，自分で適切に処理している 5. 自ら安全管理をしている（戸締まり，鍵，火の始末など）
⑭家計（金銭）を管理する	1. お金の意味がわかる 2. 収支の計算ができる 3. 自分が現在使える金額がわかる 4. 1ヵ月の収入の額を知っている 5. 具体的に買いたいものを考えることができる	1. 店で欲しいものを自分で選んでいる 2. 自ら物を買っている 3. 自分で財布の管理をしている 4. 1ヵ月の生活費の出し入れを自分でしている（銀行や郵便局などの利用） 5. 自ら，預貯金や財産全体の管理をしている
⑮健康を管理する	1. 心身の不調（異常・違和感）を感じることができる 2. 不調解決のために必要な情報を入手したいと思う 3. 他者や専門家に相談すべきかどうかの判断ができる 4. 健康回復や健康増進への意欲・意志がある 5. 自分にとって今，必要な健康法や養生法やリハビリがわかる	1. 心身の不調を自分から訴えることができる 2. 不調時には自ら受診し，治療を受けている 3. 必要時には，自ら服薬ができ，かつその管理をしている 4. 健康回復のために必要な療法やリハビリなどには，必要時には積極的に取り組んでいる 5. 自らの健康維持に気を配り，何らかの工夫や対策を講じ，実践している

【図15】[4]

〔事例Ⅲ〕

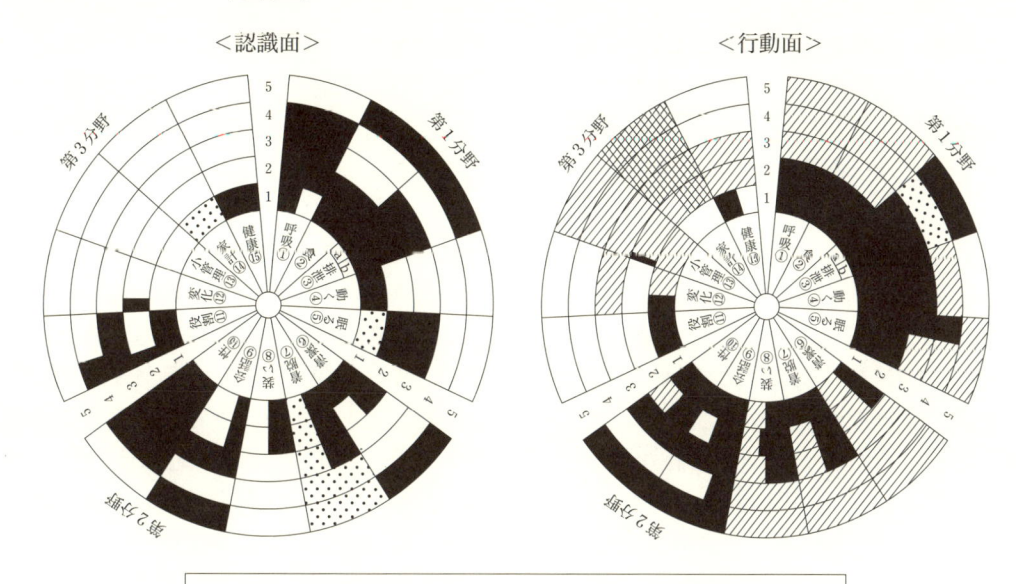

<認識面>　　　　　　　　　　　　　　<行動面>

---
* 黒マーク：持てる力　　　＊斜線マーク：専門家の援助
* 白マーク：欠落した力　　＊網線マーク：家族等の援助
* 点々マーク：未知の部分

導くためのアセスメント用紙である。

ここでは"ケアの5つのものさし"の発想を土台に，次の質問に答える形でアセスメントを行なっていく。

i：今，この方の生命（症状・病状）は，どちらに向かって，どのように変化していこうとしているか？
ii：生命体に"害"となるもの，また生命力を消耗させているものは何か？
iii：今，持てる力，残された力，健康な力は何か？

ものさしの発想を使ってのアセスメントは，ケアの目的をあらためてこの段階で明確にすることに役立ち，ケア提供者の頭を，KOMI理論で貫くことを容易にする。

以上，KOMI理論の方法論にそって，方法論を展開する道具として開発された「KOMIチャートシステム」のうちの3枚について，具体的に紹介した。「KOMIチャートシステム」を活用すれば，KOMI理論が目指すケアの理念を実践に移すことができるようになるだろう。

2.「方法論の展開」を支える視点
——「生活過程」の15項目を具体的に描く——

方法論の展開には，具体的な道具の活用が

---
4) 金井一薫『KOMIチャートシステム・2001』p. 125, 現代社, 2001.

不可欠の要素であるが，道具はその使い方を誤ると，目的を果たせなくなってしまうばかりか，看護・介護実践の場合には，むしろマイナスな力として働くことになりかねない。

対象をどう見つめるか，そして何を，どう援助するかという看護・介護の課題を達成するためには，実践を導くいくつかの具体的視点を提示することは，意味があることだと考える。特に看護・介護実践においては，「生活過程を整える」ことがテーマであるだけに，「生活過程」の見つめ方を明示しておかなければ，援助者が自らの"生活観"や"人生観"にそったケアを展開しかねない。「生活過程」のあり方は，援助者の頭のなかに描かれた像に従って実現されていくものだからである。

以下に，KOMI理論がとらえる「生活過程」の具体的な姿を描く。

【第一分野】
①呼吸する

「呼吸する」という項目は，文字どおり「呼吸」に関するテーマである。

しかしながら，ここでは呼吸筋を始めとする，対象者の身体機能や疾病状態を判定しようとするものではない。むしろここでは，

i：24時間，365日，新鮮な空気が室内に確保されているか。
ii：陽光を浴びることができているか。
iii：室内の清潔が保たれているか。
iv：暖かさや涼しさや湿度などが確保されているか。

この4条件を満たすことが，看護・介護にとっては重要であることを強調したい。

この4条件が満たされていることが，人間の細胞の造り替えにとっては不可欠で，健康人にはもちろんのこと，特に病気や障害があって，自分で自分の環境条件を整えられない人にとっては，これらは他の何ものにもまして必要な要素なのである。

つまり，看護・介護にとって呼吸とは，「空気の質」に気をつかうことなのである。

なぜこれほどに空気が問題になるのかと言えば，それはたいていの病人や施設入居者たちは，自分で自分が吸う空気を選んだり，管理したりすることができないからである。人間は酸素を体内に貯蔵することがほとんどできず，また人間の肺臓は，外気を選別して取り込むこともできない。その場の空気をそのまま肺胞を通して血中に送り込むだけである。だから病人や虚弱者はもちろんのこと，健康人も同様に新鮮な空気を吸うことに，何よりも意を注がなければならないのである。

外気は常に，陽光，雨などの水，風，植物や土中細菌によって浄化されており，自然環境のなかで暮らすかぎりは，空気の質については思い煩うことはないのであるが，人間という動物だけは，自ら作った住居という箱によって囲い込まれた空気のなかで暮らしており，その室内の空気の質は，外気（自然の空気）と異なる状態を作り出している。そして，囲い込まれた空気は腐敗しやすく，腐敗した空気は，病人などにはもとより，健康人にとっても毒物となって，生命力を消耗させる。したがって，私たちが毎日何気なく自然に吸っている空気といえども，その質に関しては常時の管理が必要なのである。特に自分で自分の生活を管理できない人々にとっては，空気は援助者によって与えられるという性質を持っているだけに，「新鮮な空気を吸う」というテーマが何よりも優先されるのである。

2番目に大切なポイントは，"陽光を浴びる"という点である。

太陽の光は，人間の健康にとっては不可欠の要素であることは，周知の事実であるが，この点に関するナイチンゲールの言葉に耳を傾けてみよう。

「新鮮な空気に次いで病人が求める二番目のものは，陽光をおいてほかにはない。」[5]

「色褪せて淍みかかった植物や，ひ弱で蒼白い人間を，太陽の光のただ中に置いてみよう。弱り過ぎていないかぎり，どちらも健康と生気をよみがえらせるであろう。」[6]

　直射日光が，空気を清浄にする作用を持っていることは，よく知られているが，人間も太陽の光のなかにいると，元気になっていくのである。逆に暗い，かび臭い部屋で過ごしていると，人間は感情を鈍らせ，生気を失っていく。ケアの場面でこの原理を活用しない手はない。現に，たとえ重い痴呆症になっても，太陽の光を浴びると気持ち良いと感じる力は持っているものである。生命の躍動感と生命が感じる心地よさを大切にすべきである。

　施設で暮らす人々ばかりでなく，在宅で暮らす人々にも，明るい太陽の光は大切である。散歩や外出をできるかぎり増やし，その人が忘れかけている温かい感情を喚起させることができれば，太陽の恵みはどんなケアにも勝って有効である。

　つぎは，室内の清潔という問題である。
　室内を清潔にし，換気を十分にするというテーマは，2つの意味において重視されなければならない。1つは，室内が汚れ，塵や埃だらけだと，そこから有害物質が産出されて，空気を汚してしまうからである。絨毯や家具などにはとりわけ埃や有機物が付着しやすい。それらを除去せずに放置すれば，室内の空気は有害物質で充満してしまうだろう。この空気を人間が吸うとしたら，それは肺臓をはじめ全身の細胞たちにはきわめて残酷な状況となる。

　さらに2点目の意味は，人間が呼吸によって排泄する有害物質によっても，室内の空気は汚染されるので，十分な換気が必要になるということである。このことも私たちは体験上よく知っていることである。小さな部屋に数名の人が集まって3～4時間もすれば，室内の空気は汚れ，換気をしなければ気持ちが悪くなる。人間の呼気からの排泄物も換気によって入れ替えないかぎり，外には排出されないものである。換気されないかぎり，汚れた空気はそこに留まり，呼吸によって体内に再吸収されてしまう。このことによる人体への悪影響はたいへんなものである。まして病人や虚弱者たちは，体内の不要な物質を呼吸を通して排泄することが多い。自ら排泄したそれら有害物質を再吸収することにでもなれば，身体の回復過程は大きく妨げられてしまうだろう。

　以上のように，室内を常時清潔に保つということは，看護・介護の視点からは，文字どおりの清潔（つまりは清掃）を意味するが，十分な清潔を維持するためには，完全な換気との組み合わせが絶対に必要となるという点を忘れてはならない。

　呼吸の項目の4点目に移ろう。それは"暖かさを保つ"というテーマである。現在の日

---

5) F・ナイチンゲール著，湯槇ます・薄井坦子他訳『看護覚え書』p. 145, 現代社，2000年．
6) 同上書, p, 148.

第5章：KOMI理論における方法論

本の家屋は，1年中温度調節がなされていて，冬でもいつでも暖かい。しかし，この問題は"冷え"と対比して考えなければならない事柄である。なぜなら，人間の身体は，冷えることによって活動が鈍るという事実があるからである。病人や高齢者や虚弱者たちは，ただでさえ自分の体内でエネルギーを作り出す力が弱まっているので，外から与えられる熱がちょっと不足しただけで，身体は消耗してしまうのである。夏の盛りと言えども，室内が冷房で冷やされていると，人間は体温保持のために多大なエネルギーを使うことになり，疲れてしまうのである。このことが理解されれば，施設での過度の冷房の使用は，害にこそなれ益にはならないことがわかるであろう。

以上のように，「呼吸する」という項目が持つ意味は，多岐にわたっているのである。この場合，呼吸筋の働きや肺臓機能の状態も，この呼吸というテーマには深くかかわってくるが，ケアの本質からアプローチしようとすれば，症状をどうにかしようとするのではなく，提供している空気の質に責任を負う，この姿勢を大事にすべきである。もちろん呼吸苦のある人には，医療的ケアが提供されるであろうから，そのケアに力を貸すのは当然である。そのことを大前提にしたうえで，なおかつ看護・介護の専門性を問うとしたら，上記のような視点を持ってアプローチすることは不可欠である。

②**食べる**

食事という生活行動を通して，体内に入ってくる栄養素は，全身の細胞を造り替える時の材料や触媒になるという点で，たいへん重要なものである。人間は細胞レベルで毎日その造り替えを行なっているわけで，細胞の材料となる栄養素は，外から取り込まなければ欠乏してしまう。したがって，援助者が提供するもののなかで，「食物」は「空気」に次いで大切なものである。

しかし，口に入るものなら何でも良いというわけにはいかない。食物や食品などの原料となるものの健康度チェックが必要である。安いからといって，手当たり次第に材料をそろえれば，添加物を大量に摂取することにつながるかもしれない。現代の食のテーマにおいては，この食品管理についての知恵が必要である。産地，生産法，加工法，栄養素などをできるかぎり調査したうえで，安全で，新鮮な品を入手すべきである。

次に「食べる」というテーマを考えるにあたって考慮すべき点は，

ⅰ：この方は今，何なら食べられるか（メニュー）
ⅱ：どのくらいの量を食べられるか（量）
ⅲ：どの時間（いつ）なら食べられるか（時間）
ⅳ：どのようにしたら食べられるか（方法の工夫）

この4点である。

どんな人でも，この4点に気を配れば，食欲がなくてまったく食べられないということはなくなるはずである。人間は口から食べて，自らの舌で味わうことによって，おいしいという感覚を呼び起こすのであって，それによって生命力が広がるのである。この生命の力は計算で計れるものではないだけに，単にカロリーが満たされることや，栄養素を体内に入れることのみを優先させたケアをすべきではない。消化管も筋肉で構成されている。筋肉は使わなければ衰え，萎縮してしまう。さらに消化管にさまざまな食物が入るこ

とによって，それらに見合った多くの酵素が体内で作られ，それら栄養素を分解する仕組みを持っている。そうした体内での消化力もまた休ませてはならない。したがって，口から食べることのできる人は，あくまでも自分の力を使って食べることによって，消化管そのものを動かし，健康な自然のメカニズムを確保すべきである。ここに看護・介護でなければできない独自の働きがある。

　また，人は，1人で食べたのでは食欲が湧かないことが多く，つい簡単にすませてしまいやすいので，たいていは誰かと，特に親しい人々と交わって食べることを好む。このように人間は楽しい気分の時や優しい人々のなかにいる時，あるいはちょっとした気分転換がなされたあとなどに食欲が湧くものである。したがって，食事時に楽しい雰囲気を創り出すことは，援助者の大切な役割である。この場合，食卓に花を飾る，食器を工夫する，テーブルクロスに変化をつけるなど，食欲をそそるための演出も大切である。

　しかしながら，逆の場合もまた考えておかなければならない。つまり体調が悪い時や衰弱が激しい時などは，静かな所で1人にして欲しいと望むからである。こうした場合には，できるだけ話しかけないように，その方が食べるという行為に集中できるように配慮することで，ケアワークの役割を果たすことになる。

　このように食事に関しては，いつでも対象者の条件によって提供の仕方を変えていけるだけの力量がなければ専門家とはいえないのである。

③排泄する

　体内に入った栄養素は，必要に応じて吸収され，自らの身体の一部分になり，また生命活動や生活活動のエネルギーとなるのだが，不要になったものや，身体にとってむしろマイナスになるものは，上手に体外に排泄される仕組みになっている。したがって，排泄が滞りなく行われるように援助することは，健康の保持・増進という面からもきわめて大事なことなのである。

　とりわけ，排泄物は「毒性物質」であるという意識を持ってケアにあたるべきである。便秘という問題は，生活過程を営む人間だけに現象するもので，生活のなかで作られ，健康を害する。我慢しないこと，良い習慣を作ること，運動をすること，食べ物に留意することなどを基本において，溜め込みをできるかぎり防ぐ努力が大切になる。

　また，この項目では「自立」と「当たり前さ」を大切にする。例えば，ベッドは本来眠るところであって，決して排泄の場所ではないということをよくわきまえて，できるかぎり排泄はトイレで！　ということを鉄則にするのである。人体の構造から見ても，排泄は座位の姿勢でするのが自然である。私たちは人生の最期まで，排泄はトイレで，かつ自分の力で！　を目標にしたいものである。

　自力でトイレに行けなくなったり，尿意や便意を失ってしまい，おむつに排泄する状況になってしまった人は，排泄行為には強い羞恥心が伴う。排泄と人間の尊厳とは大きく関係しているという事実を大事にすべきである。患者や利用者が看護者や介護者の言動のなかで，最も傷つけられるのは，この排泄時の場面においてである。「また出たの。さっき出たばかりじゃないの」とか「やだ〜」「うそ〜」などの簡単な一言が，相手のプライドを大きく傷つけ，人間としての自尊心を失わせてしまうのである。排泄介助には何にもましてプロ意識が必要である。訓練された人たちでなければ，つい顔や言葉に出してしまいやすいからである。技術を十分に習得す

ると同時に，"排泄ケアはやりがいがある"と感じられるまでに自己訓練すべきであろう。

④動く

人間という動物は，眠っている時でさえ身体のどこかを動かしているものである。筋肉は使わなければ萎縮を起こし，機能は退化してしまう。高齢者の場合は，1週間も寝込んでしまえば，起き上がるのが困難になる。したがって，人間はどんなに辛い症状があっても，動かせる筋肉は動かし，血液循環をよくし，運動不足によって体内の老廃物を蓄積しないように，生活上の工夫をしていかなければならないのである。

ベッド上の安静が，療養上の目標になり，かつケアの視点の主軸になっていたのは，古い時代，つまり感染症の時代のことである。こうした理念はすでに過去のものにすべきである。しかしこのテーマは，援助者だけでなく，患者や利用者の多くが，まだ「安静こそ療養」とか「安静こそ大事」と考えているところがあるので，国民全体に対する健康教育も同時にしていく必要性を感じる。老年疾患や慢性疾患では，安静を保てば保つほど，身体機能は逆に衰えていってしまうと，教育し直さなければならない。

寝たきりを予防するためには，積極的に起き上がり，ベッドに端座位になることを勧めたい。背中の筋肉に力がつけば，徐々に座位の姿勢でいられる時間が増え，車椅子に座ることもできるようになる。そして車椅子に座ることができれば，今度は車椅子を使って食堂やデイルームに出られるし，外に散歩にも出かけられるようになるのである。そうなれば刺激が多く脳に届くことになって，脳の各分野が活性化するのである。

座ることができたら，立つ。そして次は歩く……というように，日々の生活動作を通してできるリハビリを行いつつ，自分の居場所を広げる努力をすることが，人間らしさを保つ大事な視点である。

⑤眠る

人間の身体を構成している細胞の造り替えは，主として夜間の睡眠中に行われていると言われている。したがって，健康人にとっても生命の維持過程を促進させるには，睡眠はなくてはならない大切な要素なのである。まして，成長期にある子どもたちや，健康を害している病人や，老化や障害を負って生命力が小さくなりつつある人々の場合には，ことさらに質の高い睡眠の確保が不可欠になってくるのである。

それでは，いったい質の高い睡眠とはどのような状態を指すのだろうか。

人間の睡眠のパターンには，レム睡眠とノンレム睡眠の2パターンがあるが，良質の睡眠をとるためには，これらが交互にうまくリズムを作ることが必要である。この際，上手に入眠できない人のためには，背部の温湿布や足浴，足のマッサージなどが有効である。また眠れない夜を何日も過ごすより，軽い入眠剤に頼るのもよい。

二本足で立ってしまった人間は，睡眠の安楽な体位を，一般には仰臥位に求めるのであるが，この体位では数時間で背部に血行障害を起こすために，必要な睡眠時間が確保できず，それがために，レム睡眠中に体位をさまざまに変換しなければならなくなったという。[7]

つまり，質の高い十分な睡眠を確保するためには，上手に入眠できるような工夫をするとともに，十分な体位変換が行われなければならないということである。これを自力で行えない人には，援助の手を差し伸べなければ

ならない。一般に体位変換のケアというと，誰もが褥瘡予防と考えがちであるが，それは結果であって，その真の目的は睡眠の確保にあるのである。

それでは，私たちが普段どのようにして寝床に就くかを考えてみる。まずは睡眠のために身繕いをするはずである。寝間着に着替えて，歯磨き・洗面をし，寝床を整えて，灯かりを暗くするだろう。入眠するまでの間，本を読んだり，テープを聞いたりする人がいるかもしれない。こういう当たり前のことが，ごく当たり前になされなければ，人はいきなり眠りなさいと言われても，そう簡単に眠れるものではないのである。つまり"習慣"というものが，入眠を助け，それが大きく影響するのである。

このように，睡眠への援助は，ごく身近な生活を再現しながら行なっていくことが大切である。

睡眠の項でもう1点大切な事柄がある。それは「ベッドと寝具類」というテーマである。

日本人の暮らしのなかにベッドが入ってきて久しい。そして今では高齢者の寝たきり予防の1つとして，ベッドの使用が勧められている。和式布団は使い慣れている者には愛着が強いものだが，起き上がるに際して，つかまるところがないばかりか，ケア提供者にとっても援助動作が取りづらい面があるので，できればベッド使用が望ましい。しかし，この場合，ベッドの種類や材質，高さなどの機能面をも十分に考慮したうえで使用すべきである。

マットの位置が高すぎるベッドでは，対象者にその出入りや上り下りに苦労をさせることになる。日本人の場合には，端座位をとった時に足底部が全面床につく程度の高さ，つまり42〜45センチくらいが適切である。また，可能なかぎり，ベッドは家屋のなかで一番明るい場所に置き，かつ窓からの景色が見える位置がよい。なぜなら，対象者は多くの時間をベッドで過ごし，そこが暮らしの中心になるからである。

さて次に，寝具類のなかでも，特に枕について考えてみよう。枕の高さや素材によって，人は眠れたり眠れなかったりする。枕は自分に適したものを使用することが必要である。では，枕の高さはどのようにして割り出すのだろうか。私たちの身体は，横から見ると緩やかなS字状カーブを描いており，寝ている時にもこのカーブを中心に考えていかなければならない。一般に枕の高さは，顔をまっすぐ水平線を見るような状態にして，壁に背を向けて立った時，壁と後頭部の間に隙間ができるが，これを「頸椎弧」と呼ぶ。この頸椎弧の深さが枕の高さと一致するのである[8]。こうして割り出した適切な枕の使用が考えられるようになれば，ケアの現場への評価も随分と変わってくるだろう。

【第二分野】
⑥身体を清潔に保つ

人はなぜ身体を清潔にするのだろうか。それは気持ちがいいからに違いないが，それだけの理由ではない。人間の皮膚の機能は多彩で，「防護」「感覚」「呼吸」「吸収」「排泄」

---

7) 小南吉彦「看護の生理心理学——睡眠をめぐって——」『平成14年度・看護研修セミナー：要録と資料集』ナイチンゲール看護研究所，p. 19〜32を参照されたい．本資料には看護・介護実践にとってきわめて有効である貴重な提言が多くなされている．
8) http://www.moribun.com，自分に合った枕の測り方

「保温」「体温調節」など 7 つの機能を備えている。その機能を発揮するには，皮膚が清潔に保たれていることが前提である。

　人間は皮膚からも排泄をしている動物なのである。この排泄機能が衰えてしまうと，身体内部の不要なものの排泄が滞ってしまい，健康を害することになるのである。特に病人や高齢者，あるいは幼い子どもは，腎臓や肝臓などの臓器の機能が衰えたり，未熟だったりするので，皮膚という排泄機能を通して，体内の老廃物を除去していることが多いといわれている。したがって，この皮膚の機能が健康に保たれていなければ，身体全体の排泄という作業全体が麻痺してしまうことになり，ここに清潔へのケアが重視されることになるのである。

　この点に関して，初めて明快な指摘をしたのは，ナイチンゲールであった。

　「ほとんどすべての病気のばあい，皮膚の機能は，多かれ少なかれ，不調をきたしている。しかも多くの重篤な疾患のばあい，排泄はほとんど全面的に皮膚を通して行なわれる」[9]

　「病人の身体を不潔なままに放置したり，あるいは病人に汗やその他の排泄物が浸み込んだ衣類を着せたままにしておくことは，健康をもたらす自然の過程を妨げて患者に害を加えることになるからである。それはちょうど，身体にゆっくりと作用する毒物を，病人の口から飲ませているのと同じ結果となる。皮膚から与えられた毒物は，口から与えられる毒物と同様，確実にその作用を現わす。ただその作用が表に出てくるまでに時間がかかるというだけの違いである」[10]と。

　ユニークな発想だが，これが事実である。口から毒物を飲ませる援助者は 1 人もいないだろうが，皮膚や衣類を汚れたままに放っておくことはありがちなことである。よく「人間は垢では死なない」と言うが，それは間違っている。垢だらけの身体では，代謝機能が健全に働かないのである。

⑦衣類の着脱と清潔

　人は朝起きたら洋服に着替え，夜寝る時には寝間着に着替えるのが一般的である。この当たり前さを，施設や病院でも実現すべきであろう。着替えは状態が良くなったらやろうとか，元気になったら行おうという発想ではいけない。人間はむしろ，日常性を保つ行為のなかから，ごく自然に元気な気持ちを取り戻したり，意欲が湧いてきたり，1 日を過ごす気構えのようなものが整ったりするものであるから，日常的な行為は積極的に取り入れて実現すべき課題である。

　特に衣類は，身体からの排泄物を吸着させ，外界から身体を保護し，または体温を一定に保つような役割を持っていると同時に，これほど適切に自分らしさを表出する手段となるものはないだろう。その時々の気分をも反映させる。明るい色目のものを着ると，気分までも明るくなったり，爽やかになったりする。着るもの 1 枚で世界が広がったり，変わったりすることがあるのだから，どんなに年老いても，どんな病気に罹っても，自分の身繕いに関する関心を失うようなことがあってはならないのである。

　したがって，その人はどんな色目のものが

---

9) F・ナイチンゲール著，湯槇ます・薄井坦子他訳『看護覚え書』p. 159, 現代社, 2000.
10) 同上書, p. 159.

好きなのか，どんな形を好むのかなど，それぞれの好みに関心を持つことが大切である。

また，衣類の清潔にも心を留めなければならない。最近の"洗濯"は簡単になってきてはいるが，"洗濯"を行う一連の過程には，8段階があって，そのすべてを自力で行うには相当の知力と身体機能を使うのである。まず，①洗濯物をまとめて洗濯機のなかに入れる。②洗剤等を適量入れる。③洗濯機に指示を与える。④スタートのスイッチをONにする。⑤洗濯が仕上がったら取り出して干す。⑥洗濯物を取り込む。⑦たたむ。⑧整理してタンスにしまう。

この8段階である。このいずれの段階ができなくても，洗濯は自力でできることにはならない。したがって，どの部分を援助すればよいのかを見極めたうえで，自力でできることは本人にまかせるという配慮が必要である。

⑧身だしなみを整える

人が人と向き合う時，相手の身だしなみをそっと観察していることがある。さっぱりとして，それでいて感じがよく，その人らしさを感じさせる装いは，見る人に好感と安心感を抱かせる。つまり，「その人らしさ」や「個性」は，装いや身だしなみに，かなりはっきりと表現されるものである。

また，「身だしなみ」は，当然，時代の変化や国の違いによって，その基準は異なることが多い。しかし同時代人同士には，自ずとよしとする身だしなみがあるものである。それをその社会の常識ということもあるが，この点における了解要素を共有しているかどうかは，社会生活を営むうえにおいて，たいへん重要なことではないだろうか。国籍が違う人間同士の場合には，相手の国の風習をよく知ることが，相手を理解する第一歩となることが多い。

身だしなみは，その人の自尊心意識ともつながっている。自立した人間にとって，この身だしなみは欠かすことのできないものであると同時に，誰でも普通，装いや身に付けているものを誉められると嬉しいと感じるという点を大事にし，相手の良いところ探しに役立てるとよい。

さて今日の日本の施設では，この項目はどこまで配慮されているだろうか。高齢者だからとか，施設に入所しているからとか，あるいはまた病院の患者だからという理由で，管理的な発想のもとに，その人らしさを引き出すケアを忘れてはいないだろうか。ケア提供者がその人の装いに関心を持ち，生きる喜びの一端を何気なく演出する努力が問われているように思われる。

⑨伝える・会話する

人間の特徴の1つは，「言葉」を持ち，それを使って互いに交流することにある。そこから人としての喜びや悲しみの感情が生じ，人生の深みが生まれてくる。この「伝える・会話する」という行動が阻害されれば，人間としての存続の基盤を失うことになる。

会話能力は，脳の仕組みや機能と深い関係があり，脳内の小さな障害でも日常生活には大きな支障として現われてくることが多い。物を認知したり，記憶したり，感じたり，考えたりすることを通して，自分を表現し，また他人を理解するのであるが，脳のどこかがほんの少しでも障害されれば，スムーズな会話が成立しなくなる。

それでも，会話の手段はさまざまあるので，言葉だけのコミュニケーションにこだわらず，可能なかぎりの手段を使って自分を伝えることにエネルギーを注ぐべきである。自分が理解され，認められ，受容されたという

思いや体験は，その人の内の力を大きく高めるからである。

そのためには，1日の会話量が十分にある生活が望ましい。たった1人の生活で話す相手がいないというのでは，寂しいばかりでなく，脳の働きそのものも衰えてしまう。相手からの反応が返ってこない場合でも，1日の会話量や会話場面は，豊かに作るべきである。このことが，その人の心に確実に届くからである。

ところで，会話は楽しいものや，豊かなものが望ましい。健康人なら暗い話題や聞きたくない内容でも，それらを消化し，乗り越える力を内に宿しているので，生命力の消耗は最小に抑えることができる。しかし，病人や虚弱者や高齢者は，そもそも身体的な面での衰弱が進んでいるので，小さな出来事や暗い話題や，心が締め付けられるような心配事には，うまく対応しにくいのである。したがって，彼らには「明るい話題」「楽しい話題」を見つけて対話すべきである。そこから新しいエネルギーを湧き上がらせるように，である。

⑩性にかかわること

この項目は，人間の基本的欲求である「性欲」そのものの有無や，そのあり方に関心を注ぐものではない。ここでは「性」を広い視点でとらえ，人間の男性性・女性性を考えていこうとするものである。

この世の中には，男性と女性しか存在せず，この両性が相互に助け合い，寄り添って社会を形成している。ここに焦点を合わせ，ケアの視点で「性」をとらえてみようと考えたのである。

人間は何歳になっても，性的な尊厳を失わない。男性は死ぬまで男性性を発揮し，女性も女性性を発揮しつづける生き方が理想である。自己の性が否定されたり，性的な尊厳が失われたりすれば，その時，人間は自分らしさを失うことになる。男女平等の社会を形成していくことと，それぞれの性を大事に認め合っていく社会とは，決して矛盾しない。むしろ性を区別しない生き方からは，健全な命のあり方が喪失していってしまう。

したがって，極端に男女差の表現をなくそうとしたり，高齢者の性を中性化してとらえたり，障害者の性を無視したりすることは，好ましいことではない。人間はいつまでも安定した男女の関係性のなかで，各々の人間としての役割を果たしつつ暮らしたいと願うものである。

また，人間の心の安定を得るためには，ボディタッチやスキンシップが必要不可欠であることも心得ておきたい。頭をなでる，手を握る，痛いところに手を当てる，指圧やマッサージをする，抱きしめるなどの行為は，相互の心の安定にとって，たいへん大事なことである。

【第三分野】
⑪役割（有用感）を持つ

人は生まれながらにして自分の居場所を持っている。自分にとって安定した居場所があれば，そこから周囲に行動を広げていけるのである。これは自己の確立を形成していくプロセスでは，必ずなされていく道筋でもある。この居場所の安定のためには，家族や親族の存在が不可欠の要素であるが，長じては，親しい友人や知人の存在も大きな支えになる。

安定した居場所を持つと，次に自分の役割を見出して，それを引き受けていこうとする役割意識が芽生える。この役割にはさまざまな形態がある。家族のなかでの親の役割，子どもの役割をはじめとして，集団のなかでの

各々の役割，仕事を通しての役割，地域という場における役割など，世の中には実に多様な形態があるものである。ボランティアという形をとることもある。

役割を持つということは，裏返せば人の役に立つということであり，この気持ちは，人間の生きがいに通じる大切な要素である。福祉施設や病院などにおいても，この有用感を持って過ごしている方々は，総じて気持ちが前向きのことが多い。その人にとっての"生きがい"や"趣味""夢"などを語り，実現する場を提供したいものである。

また，このテーマにおいては，現代のわが国の家族問題が鮮明に描き出される可能性がある。家族のつながりや関係性の稀薄さが，さまざまな老人問題や子どもの問題を引き起こしている今日の状況のなかでは，ケア提供者だけの力では解決できない事柄やケースは多くなるに違いない。そういう場合には，援助者は1人で問題を抱え込まずに，多くの社会資源を活用し，また他職種の意見や知恵や力を借りながら，解決に向けて努力するしかない。ここには，社会過程の乱れからくるソーシャルワークの視点が導入されることになる。

⑫変化を創り出す

筆者に，このテーマの重要性に気づかせてくれたのはナイチンゲールであった。彼女は『看護覚え書』のなかで次のように述べている。

「長期にわたってひとつ二つの部屋に閉じ込められ，毎日毎日，同じ壁と同じ天井と同じ周囲の風物とを眺めて暮らすことが，どんなに病人の神経を痛めつけるかは，ほとんど想像もつかないであろう」[11]

「美しい事物，物を変化させること，とりわけ輝くように美しい色彩が病気のひとに及ぼす影響については，まったく評価されていない」[12]

「"眺め"のない病床，何の変化も工夫されない病床，それはたとえば調理場のない病院と同じで，病院の管理者や付添人たちに，まさに無知と愚かの刻印を押すものである」[13]

つまり，ナイチンゲールは生活のなかに変化がなければ，その人の生命力は小さくなってしまうということを発見し，指摘したのであった。

人間は，常時，変化のなかで，それに適応して生きている生物である。人は朝起きてから夜寝るまでの間，なんと多くの変化のなかに身を置いていることだろう。生活とは，まさに変化の連続なのだと気づかされるのである。

ところで，病人や高齢者や障害者などの生活を想像してみよう。彼らが置かれた場の条件（施設だけでなく，在宅にあっても）の際立った特徴の1つは，それが単調で，きわめて変化に乏しいということである。彼らにとって「変化」は，ケア提供者から与えられないかぎり，自らの力ではなかなか創り出せないものなのである。

さらに考えなければならないことは，人は自らの生活のなかに，小さなプラスの変化が起きたり，創り出したりした時に，気持ちを

---

11) F・ナイチンゲール著，湯槇ます・薄井坦子他訳『看護覚え書』p. 104，現代社，2000．
12) 同上書，p. 104．
13) 同上書，p. 109．

切り替えたり，元気を取り戻したりするという事実があることである。部屋に花を飾る，壁に好きな絵を掛ける，音楽を聴く，散歩に出かける，美容院に行く，孫の顔を見るなど，なんでもないような変化が，生命力の幅を広げていくのである。

つまり，目に映る形や色や光，耳から入る音，草花の成長など，五感に触れるあらゆる変化が，人間を豊かにするのである。こうした変化を自ら創り出せない人には，その人に代わって思考し，実現させていくことが，ケアワークの原点である。

⑬生活における小管理

"小管理"という単語も，実はナイチンゲール著『看護覚え書』の第3章のタイトルから取ったものである。この「小」の字には，"こまごましたもの"という意味がある。

小管理は，人間が日々の生活を安全に，また心地よく，そして自分らしく生活するための基本的行為である。"管理する"という言葉からは，とかく堅苦しいイメージを抱きやすいが，それは"日常のこまごましたことを解決し，生活を快適に整えていく能力"としてとらえることができる。

たとえば，毎日の生活に必要な物品をそろえ，足りなくなった物を補充するという行為は，立派な小管理である。また，手紙類に目を通し，即座に返事を出すべきかどうかを判断して，適切に処理することも小管理能力である。さらに約束した時間に人と会って談話し，その日の次のスケジュールに合わせて別れるなどという行為も，段取りを決めてそれに合わせて行動するという小管理であろう。このように，日々の生活を営むためには，この能力が適切に稼動しなければ，たちまち生活の機能が乱れてしまうのである。そのためには，バランスがとれたものの見方や，豊かな常識の有無が問われている。

在宅の高齢者や障害者にとって，この能力が衰えてくることは，一人暮らしができないことを意味している。ゴミを出す曜日や，ゴミの分別方法がわからなかったり，ガスの付け方や消し方を忘れてしまったり，鍵をかけたかどうかを思い出せなかったりすれば，たちまち不潔と危険が同居することになる。小管理能力の有無が，在宅の暮らしを可能にするかどうかを決める目安になるのである。

また一方で，施設に暮らす人々にとっても，生活を快適に整える能力は，最大限に発揮されなければならない。ベッドの周囲や室内に，その人らしさが漂うようでなければ，本当の暮らしとは言えないだろう。

⑭家計（金銭）を管理する

自分が使用できるお金を持つこと，買い物が自由にできること，貯金することなどは，人間らしい営みの1つである。私たちはいつでも，また何歳になっても，家計や金銭の管理を健康的に行えるものである。

お金の計算ができなくなったり，金銭感覚が衰えてしまったり，買いたい物を選べなかったり，財布の管理ができなくなったりすれば，人間としての喜びが欠落することを意味する。したがって，私たちには金銭感覚を麻痺させない工夫が求められている。特に施設入所の方には，お金を使う楽しみ（物を買う喜び）の機会を十分に作り出し，社会とのつながりを保持していくことが求められている。

また，金銭のトラブルは，たとえそれがどんなに小さなものであっても，限りなくその人を消耗させる。これは在宅においても，施設においても同様である。このことを十分に頭において，ケア（代行）を行わなければならない。

⑮健康を管理する

人間の自立は，何と言っても「健康」に支えられて成り立っている。したがって，健康を自己管理できるかどうかということは，生きていくうえで大きな課題になってくる。これはセルフケア能力の基本・土台である。

人間が他の動物と異なる点は，自分自身や自分の生活を見つめ，その状態を把握し，判断し，改善を考える能力を持っていることである。ことに健康管理の側面で言えば，自覚症状を感じる力があり，それにいかに適切に対応するかを思考し，必要ならば生活過程のあり方をも，改善する力を持っていることである。この点は明らかに他の動物とは異なる。

例えば，朝起きて頭が痛かったり，吐き気がしていたり，なんとなくだるくて元気が出ないなど，症状を自覚したならば，それに対してどうすればよいかを一般的には判断できるであろう。仕事を休んで寝ているとか，売薬を飲んで様子を見るとか，温かいものを食べて休むとか，とにかく何らかの対応を考えて実行するはずである。この時にもし自分のみの判断では心配ならば，近医を訪れて医師の診断を仰ぐとか，身近で適切な人に相談するなど，次なる手段を考えるものである。そしてどうにもその症状が消えずに，ますます状態が悪くなるようであれば，専門医のいる病院を訪れるとか，救急車の手配をして病院に行くこともあるだろう。

このように，人は自分が感じた自覚症状を大事にしながら，その都度，自力で乗り切れるか，専門家の力を借りるかなどと判断し，行動しているのである。ケア提供者の大きな仕事の1つは，人間のこうしたセルフケア能力を引き出すことに役立つことなのである。

さらにこの項目には，患者や利用者本人だけでなく，家族への健康指導・教育というテーマも含まれていることを知らなければならない。症状を改善するための方策には，さまざまな手段がある。治療のための服薬も，リハビリテーションも大事な改善策である。さらには，今後同じ症状を起こさないための健康管理（食事管理や運動，睡眠，余暇の過ごし方まで）も，日常生活のなかに十分に取り込んでいかなりればならない不可欠の要素である。こうしたことが自ら行える人ならば問題はないが，そうでなければ家族や知人など，その人を支えている人々へも，そのかかわりの協力を要請しなければならない。ここに社会復帰や，社会的自立を目指したケアの総合的な組み立てが展開されることになる。

最後にもう1点，看護・介護実践にとって大事な要素を指摘しておこう。

それは，ケア提供者が対象者に接する時の心構えといったもの，つまり，リズム・スピードの問題である。

病人や高齢者たちの多くは，生体のリズムが健康な人に比べてたいへん遅く，ゆっくりしている。ここに焦点を合わせよと提言したいのである。もしも逆に，ケア提供者のリズムや生活のスピードに，高齢者や病人のほうが合わせようとすれば，彼らは例外なく疲れ切ってしまうか，パニックを起こしてしまうはずである。

歩く速さ，話すスピード，食べる速さやリズムなど，いずれも相手のリズムやスピードにケア提供者のほうが合わせる努力が必要である。さらに生活のなかに新しい出来事や刺激が多すぎても，彼らは疲れてしまうので注意しなければならない。病人へのお見舞い客の数や，施設を訪れるボランティアや実習生の数などにも，配慮が必要であろう。こうした点への配慮が十分になされていれば，対象者の気持ちは安定し，落ち着いてその生命の

維持過程を促進できるはずである。

　以上，15項目について概説した。

　これらの項目で述べた事柄が，健康的に整えられた時，人間は尊厳ある，幸福な人生を歩めるに違いない。

　「KOMIチャート」の判定細目155の文言は，これまで述べた内容を元にして作成した。

　したがって，「KOMIチャート」の判定項目をチェックする時には，自らの価値観や生活観に頼らず，15の項目が目指す"ケアの理念と方向性"を十分に念頭に置いてほしい。

　そして，この15の大項目の内容と細項目155は，対象者の状態を観察する時のケアのポイントを示すものであると同時に，対象者の生活の自立度を判定する"ものさし"にもなり，さらには生活の質（QOL）を判定するための"評価尺度"としても活用できるということを熟知したうえで，道具として役立たせていただきたい。

第6章：KOMI理論における教育論
―― 専門性の確立と新しい看護・介護教育のあり方 ――

19世紀半ばに看護の機能が社会化され，看護職という専門職業が誕生した。さらに20世紀の後半になって，わが国において介護の機能が社会化され，介護福祉士という専門職業が誕生した。専門職を誕生させるに際しては，その職業を担う人材の育成が行われるのが常である。それはつまり，専門職業教育の開始である。

では，専門職業教育のなかで主軸になる思想とは，いったい何であろうか。

それは，どのような専門職業人を育てるのかという教育の目的を明確に持つことである。看護・介護においては，まず，ケアの「目的論」を念頭において専門的思考ができるように訓練し，次に「疾病論」「対象論」「方法論」に導かれたケアの方向性を見定め，さらに具体的な「実践技術」を身につけて，事例ごとに異なるいかなる条件にも対応できる（生活過程を整えることができる）ような実力をつけること，これが職業人教育のゴールであろう。

そのための手筈をどう整えるか，教育者に委ねられているのは，この点である。

残念ながら，現在の看護・介護教育においては，本論文で述べたようには，その目的が必ずしも明確に意識されておらず，「何が看護なのか」「介護の本質とは何か」という最も肝心な点が曖昧にされたままで，資格取得のためにエネルギーが注ぎ込まれている。

もしも現状において，KOMI理論を主体とするカリキュラムが組まれ，それを習熟させるための教育システムが施行されれば，混迷している教育[1]の現状を打破し，新しい専門職業人が育っていくはずである。

本章では，そうした時代の到来を願って，看護・介護教育のなかで本来実現すべき点を，以下の3点にまとめて述べることにする。

ⅰ：初期の看護教育のなかに存在した「教育の原理」から「職業教育の原理」を導き出す。
ⅱ：現行看護・介護職養成カリキュラムの理念を反映させ，あらためて看護および介護本来のあり方を描く。
ⅲ：これからの看護師教育と介護福祉士教育のあり方に関する提言を行う。

1．ナイチンゲール方式に学ぶ「職業教育の原理」

世界で初めて，看護教育を本格的に開始したのは，ナイチンゲールである。1860年，イギリスのロンドンにおいてであった。

ナイチンゲールは，ロンドンに古くから存在する聖トマス病院を，看護学校設立母体として選んだ。その理由は，聖トマス病院においては，他の病院に比べて比較的よい看護が提供されているとして，看護実践の質を評価したからである。彼女は，看護学校を設立す

---

1) 波多野梗子「これからの看護教育の課題」愛知県立看護大学紀要, Vol. 8, p. 1〜6.

るにあたっての第一条件として，訓練を授ける病院が質の高い看護を実現していることを挙げた。[2]

しかしながら，彼女自身はベッド上の生活を余儀なくされていたので，ナイチンゲール看護師訓練学校を開設したものの，実際の運営・管理は校長にワードローパー夫人を選んで委託した。ナイチンゲールは校長の補佐役に徹したが，教育方針や管理方針などは，こと細かく文書にして示している。

ナイチンゲールが理想とした教育の理念と実際は，今日においては「職業教育の原理」として学び取ることが可能である。その原理についての考え方をまとめてみた。

(1)「訓練」という方式の教育システム

「私はまず，"看護"という言葉の意味するところに関して，われわれは当然同じ理解をもっていると思いたい。」[3]

この文章は，看護師訓練学校の創設にあたって，心得ておかなければならない必須事項として述べたものである。ナイチンゲールは，教育にあたる人間同士が，「看護とは何か」をしっかりと押さえて，共通認識を持っていることが肝心であると言ったのである。どのような看護師を創りたいのかという理念は，「看護とは何か」という理解の延長線上にあるテーマである。「看護とは何か」を認識していない人間が教育を展開すれば，教育内容は定まらず，学生たちは実践の方向を見つけられないまま，あるいは誤った方向に進んでしまう可能性がある。教育の出発点は，看護の定義や原理の確認にあるのだということを，この文章は教えている。

そのためにナイチンゲールは『看護覚え書』をはじめとして，テキストになるような書物や書簡や講演録を数多く書き残している。そのなかで看護のあり方や看護の原理を説いたのである。教育にあたった教師や訓練を受けた見習生は，そうした書物を通して，本来の看護とは何かを学んだことであろう。

当時，ナイチンゲールは「教育」とは言わずに「訓練」という言葉を使った。技が一定の水準に達して固定するためには，反復練習を主体とする訓練が不可欠だと考えたのである。さらに訓練生は「見習生」と呼ばれた。実際の臨床の場にあっては，先輩ナースから直に多くの事柄を教えられ，そして学んだのである。この方式が「ナイチンゲール方式」と呼ばれて，その後，世界中に広がっていった。

ナイチンゲール方式の核心部分は，
① 《訓練という目的のために組織準備された》病院で技術的に訓練されること
② 人間的かつ規律的生活をするに適した"ホーム"で暮らすこと[4]
の2点である。

この2点の内容を実現させるために，病院の看護部門の長（マトロンという）と師長（シスターという），さらにはホームシスター（生活と学習の指導者）を核にして，看護見習生のためには1年間の教育課程を，さらに

---

2) このテーマに関しては，ナイチンゲール著，金井一薫・小南吉彦訳「看護婦登録制度にについての意見書」綜合看護，第22巻第1号，p.29～44が参考になる．
3) F・ナイチンゲール著，薄井坦子他訳「救貧院病院における看護」『看護小論集』p.203，現代社，2003．
4) F・ナイチンゲール著，薄井坦子他訳「看護婦の訓練」『看護小論集』p.146，現代社，2003．

管理者養成のためには2年間の教育課程が設けられた。ナイチンゲール方式の訓練プログラムは，たいへん厳格に管理されてはいるが，短期間のうちにしっかりと実力がつくように設計されている。

訓練は，訓練することを訓練された師長職にある者が行うように手配され，見習生には毎日の日課を通して，記録の付け方や観察の仕方，具体的な看護の手順などが教えられ，授業や食事，睡眠の時間までもがきちんと配慮されていた。病棟師長は週ごとに見習生1人ひとりの進歩の程度や人間的修練の度合いなどを記録し，マトロンは月ごとに師長の記録をまとめていくという方式がとられた。また病院の医師による臨床講義や試験も行われ，見習生たちは看護師として，また女性として，社会に出て一定の評価が受けられるように，徹底した訓練が施されていたのである。

ナイチンゲールは，看護師訓練はあくまでも病院で行うべきで，書物に頼るべきではないと，職業教育の本質を次のように述べている。

「看護そのものは，病人のベッドサイドや病室内または病棟内においてのみ教えうる（略）。それは講義や書物を通して教えうるものではない。講義や書物が補助的なものとして使われるのであれば価値があるのだが，そうでなければ書物に書いてあることは役には立たない。」[5]

この伝統的な教えが広く流布され，それ以来，今日に至るまで，看護教育では実地訓練を主体にしたカリキュラムが作成され，臨床における教育を通して実践者を育てることに，意を尽くしてきたのである。

(2)「訓練とは何か」の明確化

看護・介護など，専門職業に就くための人材を養成するにあたっては，「訓練」という形態をとることは不可欠の要素であるが，いったい訓練とは何であろうか。今日の社会全体において，「訓練」の価値を問い直そうという動きがあるが，この訓練というテーマに，ナイチンゲールほどきちんとした答えを出した人は少ないだろう。

以下，「看護婦の訓練」[6]と題した論文から紹介する。

「訓練とは，何がなされねばならないかだけでなく，どのようになすべきかをも教えることである。」

「自分自身の五感によってとらえたさまざまな印象について，行き届いた心を向ける訓練された力——これが看護婦であることの《必要条件》である。というのは，そのさまざまな印象は，その患者がどんな状態にあるかを《語り》かけているはずであるからである。看護婦の眼と耳とは訓練されていなければならない。」

「観察力は訓練によって常に進歩していく——訓練を欠いては観察力がほとんど働かないのは本当である。というのは，訓練された観察力なしでは，看護婦は何を探し見つけて

---

5) F・ナイチンゲール著，薄井坦子他訳「病人の看護と健康を守る看護」『看護小論集』p. 40, 現代社, 2003.
6) F・ナイチンゲール著，薄井坦子他訳「看護婦の訓練」『看護小論集』p. 143〜166, 現代社, 2003.

よいかわからないからである。」

「観察は私たちに事実を告げる。思考は事実の意味を知らせる。思考は観察力とともに訓練をも必要とする。」

「看護婦は訓練によって自分の本務を知る。——その本務とは、生と死、健康と病気という途方もない大きな出来事のただ中で、正確に観察すること・理解すること・正確に知ること・実行すること・正確に報告すること、である。」

「訓練によって看護婦は、私たちが動かしうる生の諸力——健康といのちとを回復する生の力——にどのように働きかけたらよいか、すなわち、彼女に託されている健康へのメカニズムをどのように円滑に働くよう保つか、を学ぶのである。」

「《規律》〔discipline〕こそ訓練の本質である。」

　上記の文章を一読しただけで、「訓練」の本質とその方向性が見えてくるであろう。優れた看護師になるように「訓練」をするには、まず対象の何を、どう見るのかという観察の視点を定めなければならない。「看護婦の眼と耳とは訓練されていなければならない」という指摘は、今日においてもそのまま当てはまる。これが専門職業教育に、「観察論」が不可欠な理由である。

　KOMI理論において、「目的論」を明確にし、「疾病論」「対象論」そして「方法論」と、看護・介護原理論の全体像を描いてきたのは、教育の場で、確固としたものの見方を提示し、実践現場で、いったい「何」を「どのように」見つめればよいのか、そしてどのように実現すればよいのかという、道標を示したかったからである。

　また、生命の法則が発動しやすい条件を、生活過程のなかに創るにはどうすればよいのか、事例ごとに異なる状況を、どのようにケアの頭で読み取っていくのか、すべては実践を通して、学習しながら具体的に学んでいけるようにするためである。

　それには、教育に携わる者が同じケアの目的論を共有し、教育によってどのような学生を育てたいのかを討議し、そのためのカリキュラムを構成するなどして、手筈を整えなければならない。教育のあり方を考えていくには、その前提としての看護や介護の本質について、教員全員が同じ方向を向いていることが求められているのである。

2. 現行看護・介護職養成カリキュラムから、看護および介護本来のあり方を描く

　看護教育においても、また同様に介護福祉教育においても、それが職業教育である以上、先に述べた教育原理としての「目的論の共有」と「訓練」という視点は、重視されなければならない。このテーマは、時代の変遷によらず、何時でも、またどの国においても重要な事柄である。しかし、上記のテーマを実現することのほかに、今日の看護・介護教育においては、乗り越えなければならないいくつかの課題が存在する。ここではそうした今日的な課題を解決するために、まずは課題の種類と性質を明確にし、その解決に向けた具体的な対応策を明示したい。

(1) 看護師養成カリキュラムと介護福祉士養成カリキュラムの比較からの提言

　ともに国家資格を有する看護・介護職の育成のあり方を検討するにあたって、現行の看護師養成カリキュラムと介護福祉士養成カリ

キュラムの内容を比較検討することは，意味のあるものと考え，ここに両カリキュラムを掲載して考察する（現行の看護師養成・3年課程カリキュラムについては，次ページに掲げたので参照されたい）。

①看護師養成・3年課程カリキュラムからの考察

はじめに看護師養成カリキュラムを見てみよう。看護教育体系においては大学・短大・専門学校さらに准看護師から正看護師になる2年課程など，数本の道が用意されているが，介護福祉士養成と比較するためには，「看護師養成・3年課程」のカリキュラムが最も適切であろう。

3年課程における看護師養成カリキュラムは，1997年度に大幅な改訂が行われた。改訂の骨子は，現代社会の諸相を反映させたものになっており，特に，看護がこれまでの施設内看護から地域看護にその活動範囲を拡大するために，視点の大幅な改善が見られたことが特徴である。ここにその改正の背景となる考え方を探ってみた。

ⅰ：改訂前の平成6年における就業者数が96万2000人に達し，ほぼ供給面における課題は達成した。今後は量より質の向上に向けて配慮していく必要があること。
ⅱ：高齢化と長期慢性疾患患者の増加に伴って，在宅医療のニーズに対応すべく看護システムを構築する必要性が高まっていること。
ⅲ：医療の高度化・専門化の進展に伴い，看護には従来にもまして的確な判断能力や技術が求められていること。
ⅳ：医療提供にあたって，医師のみでなく看護師による患者や家族への説明の必要性が増しており，患者の不安や精神的緊張の緩和，患者・家族が自分の意思を表出することへの支援の必要性が高まっていること。
ⅴ：18歳人口の急激な減少と高学歴志向のなかで，看護の分野に優秀な人材を確保するためには，養成施設を魅力あるものにする必要があること。

以上の事柄を実現するために，以下の7ポイントが盛り込まれた内容の変更が行われた。

A：教育科目による規定から，教育内容による規定に変更。
B：教育内容の充実のために「在宅看護論」と「精神看護学」を新たに設定。
C：単位制の導入。
D：統合カリキュラムの提示――3年6ヵ月以上で看護師と保健師または助産師の国家試験受験資格が同時に取得できる統合カリキュラムの提示。
E：専任教員の配置基準を学級担当から専門領域の担当へ変更。
F：施設整備の見直し。
G：実習施設の充実と拡大。

トータルで93単位，時間数では2,895時間の内容である。看護師養成カリキュラムを通して見えることを，筆者なりの視点で分析してみたい。

ア：「看護学」の存在が強調され，全体がすっきりとした体系にまとめられている。しかし，「看護とは何か」という学問の根底になる理念をしっかり教えないと，結局は多面的な知識の寄せ集めの内容を教授することになり，養成校の自由裁量の幅が大きいだけに，学校間格差が目立つことになるだろう。特に看護の「目的論」「疾病論」

看護師養成・3年課程カリキュラム

	教育内容	単位数	時間数	カリキュラムのねらいと留意点
基礎科目	科学的思考の基盤 人間と人間生活の理解	13		○科学的思考力を高め，感性を磨き，自由で主体的な判断と行動を促す内容とする。 ○人文科学，社会科学，自然科学，情報科学，外国語，保健体育等が含まれる。 ○家族論，人間関係論，カウンセリング理論と技法等，人間を幅広く理解できる内容とする。 ○国際化及び情報化へ対応しうる能力の育成が可能な内容を含むことが望ましい。
	小計	13 (14％)	360 (12％)	
専門基礎科目	人体の構造と機能 疾病の成り立ちと回復の促進	15		○医学概論の内容の一部は，社会保障制度と生活者の健康及び看護学の中に統合する。 ○人体を系統だてて理解し，健康・疾病に関する観察力，判断力を強化できるよう従来の解剖生理学，生化学，栄養学，薬理学，病理学及び微生物学を含む内容とする。 ○人々の社会資源活用に関するセリフケア能力を高めるために必要な教育的役割や，地域における関係機関等の調整を行えるよう従来の公衆衛生学，社会福祉及び関係法規を含む内容とする。 ○精神保健の「精神」に関する内容は精神看護学に含め，「性」に関する内容は成人・老年・小児・母性の各看護学に含める。
	社会保障制度と生活者の健康	6		
	小計	21 (23％)	510 (18％)	
専門科目	基礎看護学	10		○在宅看護にも対応できるように，在宅における看護基礎技術も含めた内容とする。 ○チーム医療・ケアにおける看護師としての調整とリーダーシップ及びマネージメントを養えるようにする。 ○国際社会において，広い視野に基づき，看護師として諸外国との協力を考える機会をつくる。 ○在宅看護論では，地域で生活しながら療養する人々とその家族を理解し在宅での看護の基礎を学ぶ内容とする。 ○各看護学においては，従来の概論，保健，臨床看護の区分を外し，各養成所で看護の対象および目的の理解，健康の保持増進および疾病・障害の看護の方法を学ぶ内容とする。
	在宅看護論	4		

	教育内容	単位数	時間数	カリキュラムのねらいと留意点
専門科目	成人看護学	6		○成人看護学は，他の看護学と重複する内容を整理し，成人期の特徴に基づいた看護を学ぶ内容とする。
	老年看護学	4		
	小児看護学	4		
	母性看護学	4		
	精神看護学	4		○精神看護学では，精神の健康の保持増進と精神障害時の看護を統合的に学習できるよう，従来の成人看護学の一部，精神保健を含む内容とする。
	小計	36 (39％)	990 (34％)	
	臨地実習 　基礎看護学 　在宅看護論 　成人看護学 　老年看護学 　小児看護学 　母性看護学 　精神看護学	23 3 2 8 4 2 2 2	1035	○病院での実習のみならず，看護が行われているあらゆる場で直接患者，家族等に接する幅広い実習ができるように臨地実習とする。 ○在宅看護論の実習の対象者は，成人・老年・小児・母性・精神障害者のいずれでも可とする。
	小計	23 (25％)	1,035 (36％)	
	計	93	2,895	
				○必修選択科目は各科目を弾力化し，単位制を導入することで養成所の自由裁量時間が増加したため削除する。
	合計	93	2,895	

「対象論」「方法論」が見えるような学的体系の整理が必要である。

イ：看護学は人間を幅広く理解しようという意図を根底に持ってはいるが、病者や病気の理解を抜きにしては、学的体系は図れない。それも「看護の視点」で見た病気の知識体系が不可欠である。

ウ：全体として、人間の生活を視野に入れたものとなっている。この点は、これまでの病院中心・医療本位の発想を完全に抜け出しているが、肝心な"対象論"における「生活過程とは何か」を明確に表現しないかぎり、従来の「医学モデル」的発想からはなかなか抜け出せないだろう。

エ：実習は全体の時間数の3分の1強を占め、専門科目の7つの柱にそって、7領域の実習が課せられている。トータルで約1,035時間の時間数が指定されており、看護教育における実地訓練の必要度は依然として高い認識を示していることがうかがえる。しかし問題は、実習形態である。臨床現場での教育のあり方が、はたして「訓練」をベースにしたものであるかどうか、この点が問われてこよう。

②介護福祉士養成カリキュラムからの考察
現在、介護福祉士になるためには、2つのルートが用意されている。1つは、指定教育機関で学習すること。2つ目は、介護実務を540日以上経験したあと、介護福祉士試験に合格することである。

養成施設には、大学受験資格を有する者が2年間学ぶ施設と、すでに社会福祉の教育を受けたことがある者が入学する1年課程との2種類があるが、いずれも卒業と同時に介護福祉士の資格を取得できるようになっている。

カリキュラムは、全体で1,650時間の構成になっており、基礎分野と専門分野の2分野に分かれている。基礎分野は看護教育に比べて3分の1の時間数で、「人間とその生活の理解」という表示になっている。このカリキュラムの特徴は専門分野の内訳にある。専門分野には、社会福祉学系の科目、家政学系の科目、それに看護学系の科目が並んでいる。つまり介護という職業は、社会福祉学をベースにして、家政学と看護学の知識を取り込んで、要介護者の生活のニーズにアプローチしていこうとしているのである。介護福祉士を養成するのに、看護系の教員が起用されているのは、カリキュラム全体の3分の1が看護系の科目で占められているという構造から来るものである。

最近では、介護概論をはじめとする「介護」と名前が付く科目を、介護福祉士自身によって教授しようという動きが活発になってきているが、生活援助技術に関しては、看護も介護も基本になる考え方や方法には共有すべき点が多々あり、介護技術における双方の相違を見出していくのは困難が多い。しかし、その介護技術を実際にどのような"場"で活用するのかという、使い方の違いが両者の相違点になるという点は認識されはじめている。

さて、このように両課程のカリキュラムを比較すると、次の点が相違として見えてくる。

a：看護師養成は最低でも3年間の教育期間が設けられているのに対して、介護福祉士教育は2年間になっている。それゆえに学習時間数も看護系の半分程度と少なく、専門教育としては内容的に見て中途半端な感

を否めない。

b：看護系は、学問体系としての形が整いはじめている。すなわち、「基礎科目」「専門基礎科目」「専門科目」という分野ごとに各教科が配置されており、そのなかで何を核にして学べばよいのかが明確になっている。それに対して介護福祉士教育では、「基礎分野」と「専門分野」の2つの区分しかなく、「専門分野」にすべての科目が網羅されており、自らの専門性がどこにあるのかがはっきりしない。福祉系科目と家政系科目、それに看護系の科目が組み合わさっているところから、介護に求められている学問の性格はある程度わかるが、専門の軸足がどこにあるのかが、これでは曖昧である。

c：看護・介護実践は、「生命過程」と「認識過程」と「生活過程」とのバランスを考えていく仕事である。「生命過程」や「認識過程」の乱れが引き起こす、「生活過程」の制限や不自由さに対して、その事実を把握し、意味を考え、不足している生活過程の要素を補い、満たし、自立に向けた援助を展開していくのが看護活動であり介護活動でもある。しかしながら、介護系の現行のカリキュラムには、明らかに「生命過程」を理解するための科目と設備が乏しい。医療知識の詰め込みではなく、人間理解に重要な柱としての「人体の構造と機能」を、ケアの視点で見つめるための科目と時間を、今以上に配置する必要がある。

d：いずれのカリキュラムにおいても、全体の時間数の3分の1以上を実習時間として設定しており、実務者教育の流れを感じ取ることができるが、看護系が実習分野を明確に設定しているのに対し、介護系では分

【現行の介護福祉士養成カリキュラム】

	教育内容	時間数
基礎分野	人間とその生活の理解	120
専門分野	社会福祉概論（講義）	60
	老人福祉論（講義）	60
	障害者福祉論（講義）	30
	リハビリテーション論（講義）	30
	社会福祉援助技術（講義）	30
	社会福祉援助技術演習（演習）	30
	レクリエーション活動援助法（演習）	60
	老人・障害者の心理（講義）	60
	家政学概論（講義）	60
	家政学実習（実習）	90
	医学一般（講義）	90
	精神保健（講義）	30
	介護概論（講義）	60
	介護技術（演習）	150
	形態別介護技術（演習）	150
	介護実習（実習）	450
	介護実習指導（演習）	90
合計		1,650

野の区分がはっきりしていない。これは介護にはまだ教員の専門分野が定まっていないことを示している。

(2) 共通点と相違点としての看護技術と介護技術[7]

看護と介護のカリキュラム上では明確な事実は指摘できないが，教科書において，あるいは実際の教育において，看護分野と介護分野にはっきりと重複している事項がある。それは生活援助技術として教えられている「看護技術」と「介護技術」の内容と技法である。

「看護技術」と「介護技術」の内容構成を見てみると，その相違点は，看護教育においては，そこに"看護過程展開の技術"や"診断・治療に伴う技術"というものが含まれており，また介護福祉教育における介護技術の単元のなかには，"介護過程展開の技術"のほかに，"福祉用具の活用技術"が含まれている点であろう。

それらは看護系では"看護の生活援助技術"という名称で教授しており，また介護系では"日常生活における基本介護技法"という名称で教えている。そして，それぞれの学習に割かれる時間数も，双方ともかなり多いのが実態である。

それでは，看護・介護技術の各々の教科書において，生活援助技術として取り上げられている内容のうち，共通する項目を見てみよう。それらは以下のとおりである。

① 生活環境を整える技術（ベッドメーキングを含めた病室や居室の整理・整頓）
② 食事の介助
③ 排泄の介助
④ 清潔への介助（清拭・入浴を含めた身体清潔のための技術）
⑤ 移動の技術（ボディメカニクスを中心とした安全で，安楽な体位の取り方や移乗の介助技術）
⑥ 睡眠への援助
⑦ 身だしなみへの援助（衣服の着脱を含む，装いへの援助技術）
⑧ コミュニケーション技術

以上 8 項目の生活援助技術においては，その教授内容のポイントや具体的援助技法は，両課程ともほとんど同一である。つまり，教育されている技術のレベルに高低差はないのである。なぜならば，介護技術の教科書は，介護福祉教育発足時点で，看護系の人々によって執筆され，伝授されてきた歴史があるため，その影響は今日においてもなお濃厚であると言えるからである。したがって，「看護技術」と「介護技術」は，その形態や留意点などは同類である。

しかしながら，それらの技術は，実践の場による違いのなかで，対象者に合わせて，看護職・介護職それぞれが独自に，工夫や改善をしてきており，活用の力点と活用頻度においては，双方にかなりの差が生じているというのが実態である。

次に，実際に技術が駆使されている現場の特徴を見ながら，"場"の違いのなかでの技術の使われ方の違いに注目してみたい。

前述したように，看護教育においても，また介護福祉教育においても，基礎教育の場では，生活援助技術の修得に費やされる時間数は多い。その点では，看護も介護もほとんど同じ方向を目指して教育がなされているとみてよい。

しかしながら，看護学生たちの大半は，卒

---

7) 金井一薫「看護・介護臨床と介助負担」，バイオメカニズム学会誌，第 25 巻第 3 号，p. 108〜112 を参照のこと．

業して看護師になると医療現場に出てゆき，そこで彼らが駆使する看護技術は，もっぱら診断・治療に伴うものに偏ってしまう傾向がある。つまり，医師の指示のもとで行う医療処置介助に多くの時間を割かざるをえないのである。また，看護職が働く病院という場では，看護技術を適用する対象者は病人であり，そのためにどうしても，安静状態を保ちながら行う看護技術をより頻繁に活用し，かつそうした技術を発展させてきたという特徴がある。

一方，介護福祉士たちの大半は，福祉施設を中心に仕事をしており，介護老人福祉施設や介護老人保健施設，また療養型病棟において，文字どおり，生活援助技術としての介護技術を駆使しながら働いている。福祉施設には治療の必要度が低い方々が入所しているために，利用者へのケア目標は，生活の拡大というところに置かれることが多く，離床や散歩などを積極的に促している。そのための移動・移乗の介護技術は日常茶飯事，ごく当たり前に使われている。また，食事や排泄や入浴などの生活動作が，これまた日々ごく当たり前に行われることを目指しているため，そうした生活援助行動は，日課のなかに組み込まれている。

したがって，病院と福祉施設に起こっている現象だけを見ていると，生活への介助は，介護の世界だけに存在するかのように，偏って映るのである。こうした状況の違いが，看護職と介護職の根本的な相違のように思われがちだが，技術面だけ見れば，生活援助技術としての「看護技術」と「介護技術」とは，その行為に境界線を付け難く，対象者の置かれた状況によって看護師が担当したり，介護福祉士が行なったり区分しているだけである。

日本においては，看護師に対する国民のイメージが，医師の助手あるいは治療介助にのみ携わっている者であるために，看護の世界では生活援助技術は十分に活用されていないかのように錯覚されがちだが，それらは古い時代から今日に至るまで，看護の中核をなす技術であり，それを大事に守ろうという意識は，日本の大方の看護職のなかには根強く残っている。

日本のこの現象は，福祉先進国と言われる国々と比較してみると，むしろたいへん優れた側面を持っているといえるだろう。なぜならば，ヨーロッパやアメリカなどを視察してわかることは，どの国においても，日本のような教育を受けた国家資格を有する介護の専門家は存在せず，ケアギバー（ケアラー）たちはすべて，看護職の管理・監督のもとで仕事をしており，その質が問題になることが多いからである。また，そうした国々のナースたちの大半は，すでに生活援助技術を直接駆使する仕事から退いており，主に疾患へのアプローチや高度の治療処置技術に携わっているか，健康管理や疾病の予防面を強化したり，組織全体の監督者としてケアギバーを指揮したりしている。

そうした状況と比較してみれば，わが国においては介護を福祉の領域に位置づけながらも，その専門性を高める努力をしているし，合わせて，看護の専門性をその本質部分でとらえて，生活援助行動ととらえる思考も衰えてはいない。この2つの職種がともに生活援助行動を主軸に活動を展開しようとする，そうした現在の形態は，看護・介護実践全体の質を上げるうえで，どの国にも見ることのない優れた実践システムと言えるだろう。

しかしながら，時代の変遷のなかで，日本の看護界のリーダーたちは，日本の流れを特にアメリカの流れと同じ方向に持っていこうと考えはじめている。つまり看護の拡大と称

【図16】看護と介護の関係(1)

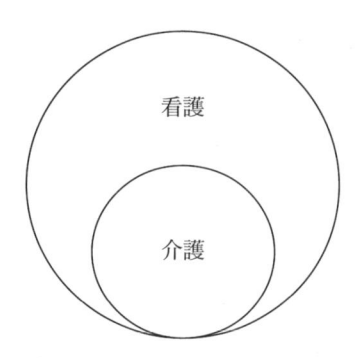

【図17】看護と介護の関係(2)

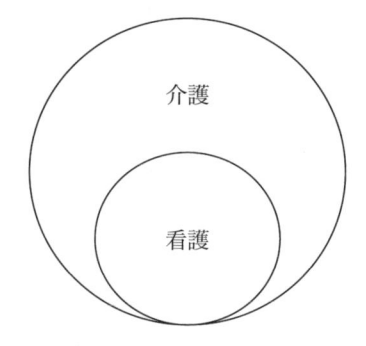

して，看護業務をできるかぎり高度の判断と実践が必要な医療業務に近づけようと，理念や体制作りに力を入れているのである。それは少数の看護師集団にとっては可能ではあるが，看護師養成において多数の専門学校を残すわが国では，看護界全体のレベルとして統一するのは困難であろう。また，仮にそれが可能になったとして，生活援助技術を捨ててミニ医師的役割の実現や，教育・監督的機能の強化を実現することをもって看護師のレベルアップとする思考が定着すれば，その時にはその集団は，本来の看護師の仕事を放棄したことになり，もはや看護師ではなくなったことを意味するのではないだろうか。

ナイチンゲールが看護を創設した時に目指した思想（＝原形）と内容を確認しつつ，今，日本の多くの看護師たちが守ろうとしている生活過程を整える「看護技術」を，「介護技術」と共存させる方向で発展させていけば，日本は世界のなかでも有数のケア大国になると確信している。それはまさに本来の看護・介護の実現であり，他国が真似できない日本独自の看護の姿を浮かび上がらせることに通じるものである。

(3) 本来の看護と介護のあり方を描く

介護福祉士が誕生して15年。誕生当時はもっぱら看護と介護の相違点を明らかにしようとする動きや議論が活発に行われた。しかし時代は動き，保健・医療・福祉の連携と統合が叫ばれるようになると，縦割りの制度や上下の関係を濃厚に残したままの連携はありえないという観点から，看護と介護の役割を明確にしたうえで，専門性を発揮しつつ連携を図ろうという動きが出てきた。[8]

では，現在ではこのテーマに結論が下されたのであろうか。残念ながらそれは否である。先に述べたように，生活援助行動を機軸に各々の仕事を整理していけば，両者は自ずと近づいてくるのであるが，看護職のなかには，高度の医療技術の駆使に看護の専門性を求めたり，また専門看護師制度のなかに看護独自の道を見出そうとしたりして，看護は介護と同等ではないと考えているし，「介護職にできる業務は介護職に任せて，看護職は看護職にしかできない業務に専念するほうが得策であろう」[9]と考える傾向があることも否定できない。このように考える看護師たちは，"生活援助行為"を，看護職が行なって

---

8)「特集：看護職と介護職の役割分析」看護，第47巻第10号．
9) 早川和生「看護職独自の活動とは何か」看護，第47巻第10号，p. 37．

【図 18】本来あるべき看護と介護の関係

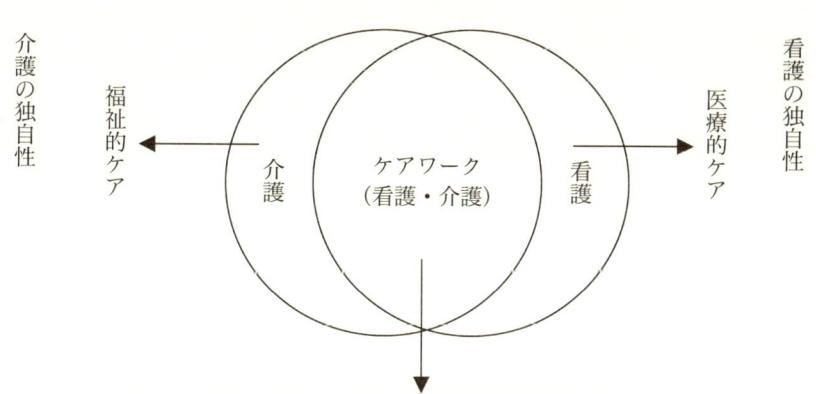

（図：左側に「介護の独自性」←「福祉的ケア」←「介護」、中央に重なる円「ケアワーク（看護・介護）」、右側に「看護」→「医療的ケア」→「看護の独自性」。下向き矢印で「看護と介護に共通する独自性（看護・介護ケア）　生活の処方箋を描き、生活過程を整える実践」）

もよいが介護職に譲り渡してもよいとしているのである。この思考を図で示すと【図16】のようになり、看護のなかに介護機能が含まれることになる。

では、介護職はどう考えるのだろうか。彼らは、介護は社会福祉の世界が誕生させた職種であるので、介護を福祉と看護の関係のなかから見ようとする。【図17】は、かつて日本社会事業大学など、福祉系の大学に学ぶ学生たちが思考した図である。「福祉は自力で生活を営めない人々に対して、対象を選ばずにどんな人をも援助する。しかし日本における看護職は病人と主に対峙する。対象の幅の広さから見れば、明らかに福祉である介護のなかに看護が含まれる」と彼らは主張する。

このように、思考する人が看護職なのか介護職なのかによって、同じ図でも内容は正反対になることがわかるのである。

では、本来のあり方はいったいどう描けばいいのだろうか。

KOMI理論では、看護と介護はその原理は共通であり、目的を共有しながら活動していく職種であると強調してきた。つまり両者は兄弟・姉妹の関係にある。両者の行為の共通部分は、対象者の「生活過程を整えていく」実践であり、そのための共通技術は「看護技術」であり「介護技術」である。

このように思考すれば、対等の関係にある円の図が描けるはずである。

しかしながら、両者はともに国家資格を有する専門職であるから、各々の独自機能もあると見ていかなければならない。その各々の独自性とは、一方では、看護師には認められているが介護福祉士には認められていない「医療処置行為＝医療的ケア」であり、もう一方は、ケアワーク実践とソーシャルワーク実践との両面を併せ持つ介護の側にある「社会福祉援助技術＝福祉的ケア」である。

それぞれを独自の機能として、看護・介護者があくまでも対等な関係を保ちつつ、両者が協働して仕事をしていけば、患者・利用者が抱えるほとんどの生活上の問題や課題を解決できるようになるはずである。

この関係を表わすと【図18】のようになる。

第6章：KOMI理論における教育論

3．看護師教育と介護福祉士教育の　あり方への提言

以上の視点をふまえて，これからの看護師教育および介護福祉士教育のあり方について提言する。

(1) 専門学校教育を通して看護師と介護福祉士を育てる場合には，ともに高等学校卒業後の教育期間を3年間にし，卒業後に国家試験を受けて資格を取得するようにすべきである。

現在では，介護福祉士教育は2年間で，かつ卒業後に自動的に国家資格を取得できる制度である。このため学校間格差が激しく，全国一律に介護の専門的知識と技能を持った人材を確保しにくい面がある。人材の量的確保が最優先された時代を経て，今後は質の高い介護を提供できる人材が必要になってきている。介護福祉士の社会的地位の向上にも関係する修業年数を引き上げ，看護師教育と同等にすべきである。

(2) 専門学校における介護福祉士教育の修業年数を延長した場合，カリキュラムを編成し直す必然性が生じるであろう。

その場合のカリキュラムの編成を，看護師教育と同様にし，基礎科目13単位，専門基礎科目21単位，専門科目（実習を含む）59単位の合計93単位を目途に再構成すべきである。さらに，基礎科目，専門基礎科目の内容を，看護師教育も介護福祉士教育も同一にして共有し，専門科目群の配置と内容をもって両者の相違を明確にし，「看護師コース」もしくは「介護福祉士コース」の選択は，学生に任せるようにする。そうすれば，結果として両者は資格上のみならず，カリキュラム上においても同格になる。

ちなみにKOMI理論は，主に「専門基礎科目」と「専門科目」のなかで教授されるが，KOMIチャートシステムを含むKOMI記録システムは，各専門科目の演習や実習において，共通の観察・記録用紙として活用されていくであろう。

(3) 看護師・介護福祉士を大学教育のなかで養成する場合には，看護・福祉大学を創り，基礎科目と専門基礎科目は共通にし，専門科目の選択の仕方によって，看護師の資格をとるか，介護福祉士の資格をとるかに分かれるようにする。選択の時期は，2年次に入った半ば頃とする。

さらに，大学教育においては，看護師の資格を取る人は，合わせて保健師か助産師の資格を取れるようにし，また介護福祉士の資格を取る人は，合わせて社会福祉士の資格が取れるようにする。つまり，両者は同じ大学のなかで，医療と福祉の両分野を貫く基礎科目と専門基礎科目において，共通の科目を学びながら，結果的にはコース選択によって，それぞれの専門性を明確に位置づけながら，ともに事例検討などの演習科目をも共通に持つことで，相互理解をしていくことを可能にするのである。

以上の提案どおりに事が進めば，現在あるような看護と介護にまつわる偏見や差別がなくなり，保健・医療・福祉の連携と統合が上手く進み，かつケアワーク（看護・介護）職としての自覚と協働体制が生み出されていくことであろう。

第7章：KOMI理論における組織・管理論

わが国で謳われている「保健・医療・福祉の連携と統合」というテーマは，すでに実現段階に入っている。

現在では，福祉施設のみならず，医療現場や在宅ケアの場においても，看護職と介護職とがチームを組んで，協働で仕事をするようになってきている。しかしながら，両者の役割の定め方については，関係者がケアワーク（看護・介護）をどのようにとらえるかによって，大きな偏りが見られるようである。その一方で，本稿でこれまで述べた事柄が，特に管理者によって推進され，かつ看護・介護職ともに目的の共有がなされている職場においては，協働体制がおおむね円滑に行われていると見聞している。

「看護師と介護福祉士はともに生活過程を整える実践家である」と位置づけた筆者は，チームにおける看護職と介護職（厳密には資格を持つ介護福祉士）は同格であると考えている。そして両者は，ともに対象者の生活の不自由さに関心を寄せ，生活過程を整える実践を共同で行いながら，ある時には医療的行為を行い，またある時には社会資源の活用に重点をおいたケアをするという具合に，その時々の対象の状況によって，各々の役割分担をおのずと定めながら仕事をしていく職種として，協働体制を組むべきであるとも考えている。

本章においては，既成の概念にとらわれることなく，新しい時代を担っていくために必要な組織のあり方を志向し，21世紀のケアシステムを構築するに相応しい具体的な提言を行いたい。

そのために必要な視点を，以下の4点に絞って考察する。

ⅰ：組織・管理の臨床的構造（三段重箱の発想）
ⅱ：管理とは何か（管理の原形）
ⅲ：管理者に求められるものとは何か
ⅳ：組織・管理論における現代的課題

1.「三段重箱」の発想をもとに，看護・介護管理の臨床的構造を見る

筆者はかねてより，看護・介護管理の本質は，"ケアスタッフが本来目指すべき看護や介護が展開できるように，あらゆる条件を整えることである"と提言してきた。

この発想を実現するためには，看護・介護に携わる人々が皆，「本来目指すべき看護・介護実践」がどういうものであるかについて，十分に理解し，その目的を共有する必要がある。そのうえで，スタッフが本来のケアを実現しやすいように，あらゆる条件の整備をすることが管理者に求められているのである。

では，看護・介護管理は，そもそもどのような構造のなかで展開されていくものなのであろうか。その構造を，【図19】の「三段重箱の発想」をもとに描いてみる。

まずは「三段重箱の発想」自体についての説明を簡潔に述べてみたい。

「三段重箱の発想」とは，看護活動や介護

【図 19】三段重箱の発想

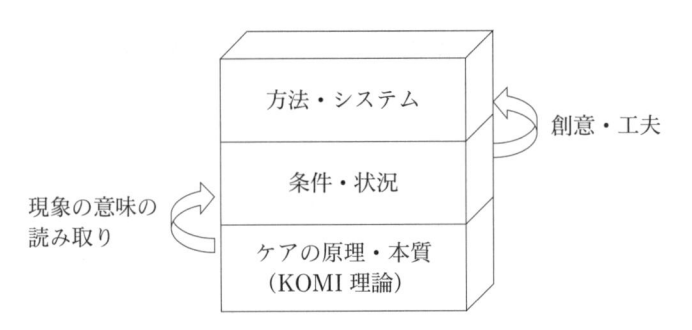

```
         方法・システム
                          ⤴ 創意・工夫
         条件・状況
現象の意味の ⤴
読み取り    ケアの原理・本質
         （KOMI 理論）
```

活動そのものが持つ"臨床的構造"やその性質を理解するのに役立つ発想で、看護や介護に携わる者が、自らが行なっている仕事の意味づけをする時に不可欠なものの見方である。

看護や介護という仕事は、ともに、対象者の個別の状況に立ち会い、その状況を共有し、対象者が出すあらゆるサインの意味を読み取って、個別の条件に合わせて、その時々に必要な援助を、その都度見出し、具体的に生活過程を創り変えていくところにその専門性があるのだが、この過程で最も困難なのは、三段重箱の中段にあたる対象者が置かれた「条件・状況」を、どのような視点で見つめていくかにある。

この時の対象のとらえ方や見つめ方を導くのが、下段の内容、つまり「ケアの原理・本質」である。したがって、下段の「ケアの原理・本質」を理解していなければ、看護過程も介護過程も、一歩も前には進めなくなってしまうのである。「ケアの原理・本質」については、これまで本論文においては「KOMI 理論」として、「目的論」「疾病論」「対象論」「方法論」の項で述べてきた。つまり「KOMI 理論」は「三段重箱」では下段に相当する内容なのである。

「ケアの原理・本質」を理解することで、看護・介護者は自らの信条や人生観レベルで相手の状況を判断してしまうことを避け、対象の「条件・状況」を看護・介護の視点で見つめ、看護・介護の思考をもって、現象していることの意味を判断していくことができるようになる。

さらに下段の「ケアの原理・本質」は、すべての看護・介護者によって共有されるべき内容である。援助者の信条や人生観がいかに個々に異なっていようとも、看護や介護を行うに際しては、誰もが同じ見解を持って対象者に向き合うことが重要である。それができてはじめて、その集団は共同して1つの目的に向かう専門職集団となるのである。

さて、中段の対象者が示している現象（サイン）の意味が、看護・介護的に読み取れたならば、次に、この「条件・状況」に合わせた形で援助方法を工夫していくことになる。同時に、看護援助や介護支援がしっかりと対象者に届くように、組織（システム）のあり方や管理の方法も工夫されなければならない。上段の内容はあくまでも中段の「条件・状況」次第で決定づけられていくものであり、それは対象の個別性に依拠していくがゆえに、一回性、特殊性を持つことが多い。

これがケアワークの臨床的特徴であり、看護・介護臨床の構造である。

したがって、看護や介護の仕事において

【図 20】三段重箱における管理の位置づけ

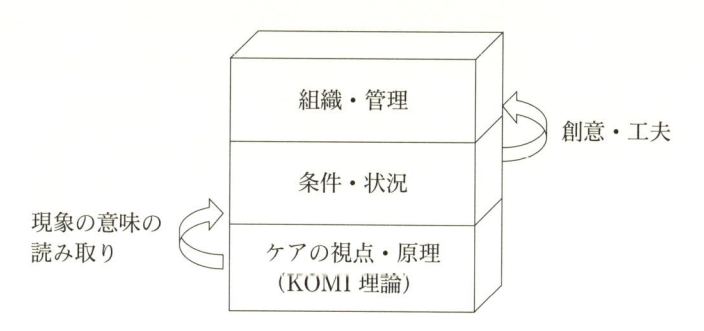

```
        ┌──────────────┐
        │  組織・管理   │ ⟳ 創意・工夫
        ├──────────────┤
        │  条件・状況   │
   ⟳    ├──────────────┤
現象の意味の│ ケアの視点・原理 │
読み取り  │  (KOMI 理論)  │
        └──────────────┘
```

は，基本的に"ルーチンワーク"は馴染まない。ルーチンワークで行なったほうがやりやすい面もあることはあるが，仕事の画一性や合理性を重視すればするほど，その行為は看護者や介護者にとって便利なものとはなるものの，反面，対象者の個別状況にはそぐわないことになる。「専門職は，精度の高い仕事は要求されるが，これらはルーチン・ワークとはまったく正反対の"創造性"を必要とする」[1]ものだからである。

このように，看護や介護の実践は，順次，下段から上段への矢印で進められていくという特徴を持っているのである。これが真の実践の構造である。

さて，ここからは「組織・管理の視点」について述べることになる。同じ三段重箱の図なのだが，一般モデルと異なるのは，上段の内容に「組織・管理」というテーマが入ることにある。

三段重箱の発想を持って「管理のあるべき姿」を思考すれば，管理者およびケアスタッフはともに，自分が属する組織の置かれた「条件・状況」を，ケアの視点で読み取っていき，その「条件・状況」に見合った最良のケアを提供するにはどうすればよいのかを，思案していく過程をたどることになる。

例えば

・患者・利用者数に見合ったスタッフの人数や有資格者の割合
・経験年数別のスタッフの割合
・患者・利用者の疾病の種類や状態
・患者・利用者の生活の不自由度がケアの質量に及ぼす影響
・建物の構造上の問題を克服するための組織のあり方
・スタッフの勤務形態や配置の仕方
・施設経営を成立させるために優先すべき課題
・ケアスタッフの質の向上を図るための研修プログラムの立案など

以上のような点について各々が置かれた「条件・状況」を見つめ，その条件に応じて与えられた課題の性質を把握するのである。そして，あるべきケアの実現のために全体像を描き，そのケアを実現するための方策をさまざまに思案するのである。

三段重箱の上段に来る「組織・管理」のあり方は，あくまでも現実に置かれた「条件・状況」によって，日々の単位で変化するものであるから，上段の発想を固定してしまったら，その組織には柔軟性が欠けてしまい，

---

1) 黒川昭登『現代介護福祉論』p. 53, 誠信書房, 1990.

「患者中心の看護」や「利用者主体の介護」の実現からは遠ざかってしまう。始めに組織ありきではなく，始めにケアの原理ありきなのである。

2. 管理の基本となるもの

　管理とは何かを思考するにあたって，まず確認しておかなければならない重要な点は，看護・介護管理とは，管理者だけがわきまえていればよいというものではなく，援助者なら誰もがわきまえていなければならない，基本的なケアワーク展開上の問題であるという点である。つまり，患者・利用者に向けてなされるケアがいつでも本来のあるべきケアであるためには，どの援助者も同じ理念のもとに，同じ方向に向かってケアを展開しなければならず，教育論で述べたのと同様のテーマが，ここにも存在するのである。

　ここでは，管理について援助者が共有しなければならない，基本的な点について考察する。

　ケアワークにおいては，患者・利用者対援助者という1対1の関係のなかで展開される実践をベースにしてはいるものの，そこに管理の視点が入ると，施設という家屋のなかで暮らしている患者・利用者集団に，その生活全体の質に責任を持つ援助者集団が，どのようなかかわりを持つかという，集団対集団の関係に移行するという性質を持っている。これは在宅ケアであっても同様である。看護・介護職は，いかなる時でも必ず1つのチームの一構成員であり，チーム（＝集団）のなかでの自分の位置や立場を，常に意識して働いているものである。

　そのため援助者たちにはいつでも，集団の一員としてのあり方を訓練される必要があり，集団のなかでの働き方というものに精通していることが期待されている。自分に与えられた集団のなかで，どのような看護・介護を実現していくかが，個々の援助者たちの大きな課題になってくるのである。

　ナイチンゲールは，この管理の原点の思考について，『看護覚え書』第3章「小管理」のなかで次のように述べている。

　「この『覚え書』に詳しく述べている要点にそって，どんなに良い看護を充分に行なったとしても，ひとつのこと——つまり小管理——が欠けていれば，言い換えれば，"あなたがそこにいるとき自分がすることを，あなたがそこにいないときにも行なわれるよう管理する方法"を知らないならば，その結果は，すべてが台無しになったり，まるで逆効果になったりしてしまうであろう」[2]と。

　さらに，自分が「留守の間も，患者に必要だと自分が考えた看護の要点が1分1刻たりともおろそかにされることのないように，手筈を整えて」[3]おくことこそ，大事な管理のテーマであると力説している。

　ここから，1対1のケアから，1対2のケアへ，さらには集団対集団のケアへと"自己を拡大"していける力を養うことが，管理の原点であると見えてくるであろう。この発想はチームで仕事をしているケアワークの現場にあっては，見過ごすことのできないものである。1人の援助者の熱意や情熱は，否定されるものではないが，その人が欠けた時の手

---

2) F・ナイチンゲール著，湯槇ます・薄井担子他訳『看護覚え書』p. 64，現代社，2000．
3) 同上書，p. 65．

筈が常時整っているというシステムこそ，組織としては必要なものである。それが患者中心，あるいは利用者主体の思想の具現化なのである。

そのためには，すべてのケアスタッフが"看護・介護の原理"についてよく学び，いつでも，誰に対してでも，同質のケアを提供できるように訓練されていなければならない。

とはいえ，本来，生活を支えるケアや管理はそんなに難しいものではないはずである。"豊かな常識"と，"人間に対する限りない関心"があれば，楽しくかつ創造的に行われる営みなのである。しかしそうしたケアを1人の援助者だけで行なっても，そのことで全体の質は上がっていかないし，また管理者1人だけがわきまえていても理念の実現には遠く，そこに生活するすべての患者・利用者には優れたケアは届かないのである。

看護・介護実践は，いつでもトータルに表現されるものであり，トータルな姿として発達，成長していかなければならないものである。そのための自己研鑽や現任研修など，集団の実力アップのためのプログラムの存在は不可欠であり，研修内容は三段重箱の「条件・状況」に見合ったレベルのもので，その集団が本来の看護・介護を実現するために，背伸びをしすぎず，かつまた十分な関心を抱けるものを用意すべきである。

3．管理者に求められるもの

基本的に看護・介護管理はすべてのケアスタッフによって担われるもの，という押さえはしたが，それで管理者の役割が消えてしまうものではない。管理の責任者は，やはりその組織における指導者であるし，指導者の資質が，組織のケアの質を決定してしまうほどに，大きな影響力を持っているからである。

組織の指導者に求められるものも，また，時空を超えて不変である。今日において，忘れ去られようとしている"管理者の原形"を，再びナイチンゲール思想から導き出してみよう。

ナイチンゲールは，施設の看護・介護職の指導者に対して，あるべき姿を以下のように言明した。

「そこにいるすべての女性に対して権威と規律とをもっている人が訓練された看護監督である。彼女は病院のマトロンであり，また病院中で最も優れた看護婦でもある。彼女は自分の部下の看護婦たちに対して，こうなってほしい，訓練によってこのような看護婦になってほしいという，まさにその模範であり指導者である」[4]と。

この指摘は，看護・介護実践の組織を束ねる人のあり方を考える時の，"原形"思考である。病院や施設に入院または入所している人々が暮らす「場の健康」全般に責任をとっているのが，ケアワーク部門の長である。かつ彼女または彼は，そこに働くケア提供者全体の長でもある。そのトップにある管理者が看護や介護の本来の姿や目指す方向を知らないとなると，あるいは自らが優れた実践者ではないとなると，部下たちは与えられた仕事をどう組み立ててよいのかわからなくなり，看護・介護者としての目標までも見失ってしまう。

この点で，日本の看護・介護実践現場は，

---

4) F・ナイチンゲール著，薄井坦子他訳『看護小論集』p. 148，現代社，2003．

大きな意識改革を行う必要があろう。年功序列の人事や，ほとんど看護・介護実践には携わったことのない人物が，全体の長になってケアワーク部門を統括したりすることは絶対に避け，いつでも看護・介護者の模範になるような人物が，この立場に立つようであって欲しい。そうでなければ，看護部門も介護部門も，現場のなかで優秀な人材を育てる機能を失ってしまうからである。

　実践分野というものは，本来，教育機能を兼ね備えているものである。実習指導者はその施設のなかで優れた実践を行なっている者が適任であるように，看護・介護部門のトップも，その集団のなかで最も優れた看護・介護者であるべきで，集団のモデルになるような人物が相応しい。この発想は，ナイチンゲールの時代も今も変わらないものである。

　日本において，看護・介護職協働のケアワーク部門は，新しい時代の新しい部門である。トップの管理者の理念や人柄が，これからの日本のケアワークのあり方を規定していくだろう。トップ人事こそ，最も慎重に行われなければならない。

　次は中間管理者のテーマである。
　「全体の状況に対して鍵として働くのは，病棟シスターである。というのは，訓練されたマトロンは彼女をとおしてはじめて，病院中の看護婦や見習生や病棟のメイドそして患者に影響を与えることができるからである。」[5]

　これはナイチンゲールが，施設における中間管理者の役割について述べたものであるが，病院にあっては師長こそが病院における要の存在であり，師長の力量が，その病棟や病院の看護の質を決定していく大きな要因となることを意味している。

　この指摘は，筆者の経験からみても正しい。病棟師長が替わるたびに，その病棟の看護の質が変化するというのは，体験者なら誰でも知っている事実である。それほどに日本の看護管理の質は均質ではない。同様の事実は，福祉施設においても常に見られる。フロア主任が交代すると，そのフロアの雰囲気も含めて，ケアのあり方が大きく変化するのである。その意味では，看護・介護の現場というのは，人によって大きく動かされやすい職場であるとも言えるのだが，だからこそ，人によって左右されない管理システムが必要なのである。

　均質で，かつ上質のケアが提供されるためには，管理者のあり方を根本的に見直すしかないだろう。まずは看護・介護の本質がわかり，本来の看護・介護を実現したいという意欲のある人物の存在が不可欠である。

　このことは，スタッフや学生たちの立場に立ってみれば即座に答えが出てくるはずである。

　スタッフが「精神と勇気と仕事とを持ちこたえるには——つまり看護婦としての完全さを目ざすためには——看護婦たちは必ず自分より優れて《いる》上長の下に置かれなければならない」[6]からであり，優れた管理者のもとで仕事をした人は，その人自身が次の優れた管理者となって，自分に与えられた部下たちを育てていくことができるからでもある。

　要するに看護・介護実践の世界には，"ありたい姿"をイメージできる先輩たちの生き

---

5) F・ナイチンゲール著，薄井坦子他訳『看護小論集』p. 161, 現代社, 2003.
6) 同上書, p. 211.

た存在が必要なのである。

さらにナイチンゲールの言葉では，中間管理者の役割を次のように表現している。

「優れた看護スタッフは，いろいろと不利な条件下にあっても，多かれ少なかれ満足できるように自分たちの職務を果たすであろう。しかしその一方で，彼女たちの長は，副次的な作業から彼女たちを解放して，彼女たちがもっぱら病人の世話に時間を投入できるよう環境を改善することに常時心を砕いているはずである」[7]と。

つまり，管理者というのはスタッフが本来のケアを実現するために専心できるように，働く環境やケアを取り巻く環境を整備していくことが，その仕事だというのである。まさに管理者にとっての管理とは，"スタッフが本来の看護・介護に専心できるように，あらゆる手筈を整えること"なのである。

4. 組織・管理論における現代的課題

ところで，管理者やスタッフがどんなに優れていても，看護・介護部門がその組織全体のなかで独立していなければ，専門職としての自立を獲得できないことになる。現在の日本においては，病院内における看護部は，大方のところで独立した組織を持っている。つまり看護部長に看護師たちの人事権をはじめ，看護に関するかぎりあらゆる権限が付与されており，部長として看護組織全体を統括している。

しかし，老人介護福祉施設などの福祉施設において，ケア部門はその組織全体のなかでどのように扱われているのだろうか。"ケア"部門においては，看護職も介護職も同一の組織体系のもとで一元化されてしかるべきであるというのが，筆者の意見である。なぜなら，看護職も介護職も同じ"ケア"の提供者であるからである。2つの職種がどのように協働して働くかという問題こそが，今問われてしかるべきであって，ケア部門が現状のように2つに分裂して存在するという問題は，早急に改善されなければならない。したがって，"ケア"部門に属する人々は理念を共有化し，1日も早く協働して働ける組織を再編成すべきではないだろうか。その時，現在介護職の指導者的存在である生活指導員が，"ケア"の提供者であるとの認識が成立すれば，彼らをも含めた"ケア"部門が成立するだろうし，生活指導員は直接処遇に携わらない職種として位置づけるという認識が成り立てば，彼らは"ケア"部門と分離した形態を保ち，以後においては，介護職の人たちは生活指導員から指示を受ける必要はなくなるであろう。

このように，現代の福祉施設関連の組織においては，未整理の問題は数多い。施設内におけるケア労働の位置づけがすっきり整理されないままに放置されてきてしまった結果だと思われる。

いずれにしても，"ケア"部門は施設の執行部に対して，完全に独立した部門として甦らなければならない。そうでなければ，特に介護職はいつまでたっても，独立した専門職として自立できないからである。

看護職と介護職が，ともに手を携えて独立した組織を形成していくためには，先に述べた組織のあり方や管理のあり方の基本に立ち戻り，「ケアの本質」を共通理解しながら，同じ理念のもとで，共通する言葉を持ちなが

---

7) F・ナイチンゲール著，薄井坦子他訳『看護小論集』p. 232, 現代社, 2003.

ら，新たに実践を組み立てていくしかない。それが21世紀のケア現場が求めている真の姿であると確信する。

第8章：アメリカの諸看護論とナイチンゲール看護論との比較研究

ナイチンゲールの看護思想は，きわめて明快な看護の視点を表出しているにもかかわらず，これまでわが国においてのみならず他国においても，看護界から十分かつ正当な評価を受けることは少なく，近代，ナイチンゲールが措定した"看護の原理"は，今日の日本の看護臨床においてますます実現しにくい状況にある。もちろん，ナイチンゲールという女性の存在は高く評価され，看護の創設者として，また19世紀という時代に生きた自立した女性としての知名度は高いが，彼女が描いた看護思想は，一般的には"環境説"として位置づけられ，偏った評価のままで浸透し，その思想の真髄と全体像は正確に理解されることなく今日に至っている。

さらに，福祉界に至っては，ナイチンゲールは完全に看護界の人であり，福祉には無関係であるという思考が浸透している。筆者がナイチンゲール研究者であるというだけで，筆者は"福祉畑ではない看護界の人"という目で見られやすく，筆者の主張には端から耳を傾けようとしない人々が多い。

ナイチンゲール思想の浸透を阻んでいるこうした状況は，看護・福祉界全体にとっては大きな損失であり，"人類の健康の実現"というテーマにとってもたいへん惜しいことである。

本章では，まず世界に影響を及ぼしたアメリカの諸看護論と，ナイチンゲール思想，延いてはKOMI理論とを比較することで，看護・福祉界が21世紀に選択すべき道の1つを示す。

1. アメリカの看護論の流れと日本の看護

看護の社会化が行われた時代を経て，看護職が専門職として認知されていったにもかかわらず，看護発展初期の時代の，とりわけ病院内の看護においては，医療の進展に伴い，医師に従属する形で看護業務内容が確立されていった事実は，どの国においても共通する現象のようである。

日本の場合，明治以降の病院の発展を見ていくと，主に医師が病院を開設するという形態をとってきたために，看護の専門性という視点は育たず，また看護の独自な役割の確立にも至らず，看護職の医師への従属傾向は，世界でもとりわけ顕著であった。

しかし，1960年代の初頭から，アメリカに学んだナースたちを中心に，一斉にアメリカの看護論や看護システムが紹介されはじめた。そして，看護界では「患者中心の看護の実現」を合言葉に，看護臨床の意識改革と業務改革とが行われるようになった。

ここではまず，日本の看護界を揺り動かしたアメリカの看護事情を考察する。

アメリカでは，1950年代に入って急速に看護教育の大学化が進み，多くの大学卒業資格をもつナースを生み出した。彼女らは，看護職は医師の指示を受けて仕事をするのではなく，看護には看護独自の機能があるはずであり，それを明確にしたうえで，専門家として独立したいという願望が強かった。その願

望の実現のためには，まずは看護の理念を明らかにし，看護独自の働きを実現する看護チームを編成し，リーダーを育てる教育システムを編成しなければならなかった。こうした看護界の動向を背景にして，多くの看護理論家たちが誕生したのである。

1980年代までに，多くの看護論，あるいは看護理論が編み出された。1989年の文献[1]によれば，当時において代表的な看護理論家は，28名も存在した。そして1人ひとりの理論の背景とその概要とが，150名の看護研究者たちによって概観され，論評されたのである。

前書発刊以前の1986年にも同類の著作が刊行された[2]が，そこでは20人の看護理論家が紹介され，各々の理論は看護過程展開との関係で分析されている。同じ頃，日本看護協会出版会では，13名の看護理論家を選び，各々の著者とその理論の特徴を紹介するという企画が進められ，それは日本人のナースたちの手によって刊行された。[3]

これでわかるように，1960年代半ばから1990年代半ばまでの約30年間は，アメリカ看護界において発展した看護理論が，日本の看護界において次々と紹介され，消化されるという現象が続いた。日本のナースたちは，多くの理論を吸収するために多大なエネルギーを費やしたのである。この努力のお蔭で，看護実践の構造はある程度理解され，看護理論や看護学が目指す方向性も共通認識されるようになった感がある。

さて，先に述べたように，アメリカの看護研究者グループの著書には看護理論家28名がリストアップされているが，そのトップを切ってナイチンゲールが紹介されている。残り27名はすべてアメリカ人である。アメリカという国が，いかに看護理論の構築にエネルギーを注ぎ込み，自国の看護を世にアピールしてきたかがうかがえるのである。そして27名のアメリカ看護理論家のうち，筆者が知るかぎり，実に17名の看護論や看護理論がわが国に翻訳紹介されている。それらの多くは全国レベルで行われる各種の研修会で取り上げられた。結果的に日本の看護はその影響を直に受け，自国の教育と臨床に適用させようとしてきたのである。

しかし1980年代後半からのアメリカにおいては，新たな看護理論の進展は見られず，アメリカの看護界は今，医療費と看護費の抑制のなかで，新たな方向を模索している段階であるが，日本の看護界では，今もって基礎教育と現任教育の両分野において，アメリカ看護論や看護システムを学びつづけている。結果的に見て，その学びと実践はいつでもアメリカの現実と比較すれば，10年から15年遅れて追いかけていることになる。

これまでに，日本の看護現場と教育現場に多大な影響を及ぼした著名な看護論やその理論家たちを年代順に挙げれば次ページのようである。これらはすべて日本語に翻訳され，その時々の教育と臨床現場に影響を与えつづけたものである。

次ページの看護論において，「看護とは何か」については，各々どのように定義されているのだろうか。代表的な定義を中心に，その「キーワード」に着目して一覧表を作成した。

---

1) アン・マリナー編著，都留伸子監訳『看護理論家とその業績』医学書院，1991.
2) ガートルード・トレス著，横尾京子他監訳『看護理論と看護過程』医学書院，1992.
3) 小林冨美栄他『増補版　現代看護の探求者たち』日本看護協会出版会，1989.

年代	著者	出版年	日本語翻訳本タイトル	日本での出版年
1940年代	エスター・L・ブラウン	1948年	これからの看護	1966年
1950年代	ヒルデガート・E・ペプロー	1952年	人間関係の看護論	1973年
	ヴァージニア・ヘンダーソン	1958年	看護の基本となるもの	1961年
	エレノア・C・ランバーツェン	1958年	看護におけるリーダーシップ	1963年
	ドロシー・E・ジョンソン	1959年	看護ケアーの意義	1967年
1960年代	フェイ・G・アブデラ	1960年	患者中心の看護	1963年
	アイダ・J・オーランド	1961年	看護の探求	1964年
	E・ウィーデンバック	1964年	臨床看護の本質	1969年
1970年代	マーサ・E・ロジャーズ	1970年	ロジャーズ看護論	1979年
	ジョイス・トラベルビー	1971年	人間対人間の看護	1974年
	ドロセア・E・オレム	1971年	オレム看護論	1979年
	シスター・カリスタ・ロイ	1976年	ロイ看護論	1981年
1980年代	アイモジン・M・キング	1981年	キング看護理論	1985年
	ローズマリー・R・パースィ	1981年	健康を生きる人間	1985年
	ジーン・ワトソン	1985年	ワトソン看護論	1992年
	パトリシア・ベナー	1984年	ベナー看護論	1992年

2．看護の定義をめぐって

【表Ⅰ】は，アメリカの各理論家と日本およびアメリカそれに国際看護師協会が作成した看護の定義である。短文ではあるが原文で比較してみると，日本語の翻訳からではつかめない，各理論家と看護協会の志向というものが見えてきて興味深い。

一見して，ナイチンゲールの定義が異彩を放っているのがわかるであろう。「to put 〜in」という発想は，1940年代からアメリカで生み出された看護論のなかには，まったく入り込んでいないのがわかる。その意味で，ナイチンゲール看護思想は，アメリカの看護理論家たちによっては，ほとんど継承されていないと見ることが可能なようである。

では，ナイチンゲール看護思想は乗り越えられたのかと問えば，そうではない。

アメリカで看護論が誕生した背景を見れば，ナイチンゲール思想とつながっていないことに納得がいく。つまり，ほとんどの看護論と看護理論は，「同時代の他の学問分野で発展した理論を用いて，看護実践を説明し，理解しようと試み」[4]ているからである。特に心理学，社会学，文化人類学，システム理論の影響が顕著である。さらに「1964年から30年間，激しい医療改革の時代のアメリカで生活し，看護と深く関わり合った経験」[5]がある日本人ナースの久間圭子は，その著『日本の看護論』のなかでこう語っている。

「看護理論発達の初期において"看護とは何か"の質問に最大の貢献をしたのは，ロジ

---

4) 近藤房江「アメリカの看護婦は看護をいかに前進させたか」『看護を一生の仕事とする人・したい人へ』p. 118，日本看護協会出版会，2000．
5) 久間圭子『日本の看護論——比較文化的考察』p. 1，日本看護協会出版会，1998．

【表Ⅰ】

著者名	看護の定義	キーワード
F・ナイチンゲール	What nursing has to do is to put the patient in the best condition for nature to act upon him. (1860) （看護がなすべきこと，それは自然が患者に働きかけるに最も良い状態に患者をおくことである）	is to put the patient in the best condition
V・ヘンダーソン	The unique function of the nurse is to assist the individual, sick or well, in the performance of those activities contributing to health or its recovery (or to peaceful death) that he would perform unaided if he had the necessary strength, will or knowledge. (1955) （看護婦の独自の機能は，健康，不健康を問わず各個人を手だすけすることにある。どんな点で援助するかというと，健康生活，健康への回復，（あるいはまた平和な死への道），これらは，もしその本人が必要なだけの強さと意志と知識とを兼ね備えていれば人の手を借りなくてもできることかもしれないが，とにかくそうしたことに寄与する活動が看護婦の仕事である。）	is to assist the individual, sick or well
F・アブデラ	Nursing is a service to individual and to families ; therefore, to society. (1960) （看護は個人と家族に対するサービスであるゆえに，社会に対するサービスとなるのである）	is a service to individual and to families
J・トラベルビー	Nursing is an interpersonal process whereby the professional nurse practitioner assists an individual, family, or community to prevent or cope with the experience of illness and suffering and, if necessary, in these experience. (1971) （看護とは，対人関係のプロセスであり，それによって専門実務看護婦は，病気や苦難の体験を予防したりあるいはそれに立ち向かうように，そして必要なときはいつでも，それらの体験のなかに意味をみつけだすように，個人や家族，あるいは地域社会を援助することである。）	is an interpersonal process find meaning
D・オレム	Nursing has as its special concern man's need for self-care action and the provision and management of it on a continuous basis in order to sustain life and health, recover from disease or injury, and cope with their effects. (1971) （看護は，"生命および健康を確保するために，疾病や障害から回復するために，またそれらの影響に対処するために，セルフケア行動が必要であるということと，それを持続的に提供し，管理すること"に特別の関心を払っている。）	has as its special concern man's need for self-care action and the provision and management of it

著者名	看護の定義	キーワード
I・キング	Nursing is perceiving, thinking, relating, judging, and acting vis-à-vis the behavior of individuals who come to a nursing situation. (1981) （看護とは，看護状況の中で出会う人々の行動について，それらを知覚し考察を加え，関係を深め，判断を下し，そして行為することである。）	is perceiving, thinking, relating, judging, and acting
日本看護協会	Nursing can be defined as to assist the individual at all levels of health to lead healthy and normal daily life. (1973) （看護とは，健康のあらゆるレベルにおいて，個人が健康的に正常な日常生活ができるように援助することである。）	assist
アメリカ看護師協会	Nursing is the diagnosis and treatment of human responses to actual or potential health problems. (1980) （看護とは，現にある，あるいはこれから起こるであろう健康問題に対する人間の反応を診断し，かつそれに対処することである。）	is the diagnosis and treatment
国際看護師協会[6]	Nursing encompasses autonomous and collaborative care of individuals of all ages, families, groups and communities, sick or well and in all settings. Nursing includes the promotion of health, prevention of illness, and the care of ill, disabled and dying people. (2002) （看護とは，あらゆる場であらゆる年代の個人および家族，集団，コミュニティを対象に，対象がどのような健康状態であっても，独自にまたは他と協働して行われるケアの総体である。看護には，健康増進および疾病予防，病気や障害を有する人々あるいは死に臨む人々のケアが含まれる。）	Encompass autonomous and collaborative care

＊国際看護師協会の定義以外の上記の定義（英文と和文）は，すべて，林滋子編集『看護の定義と概念』（日本看護協会出版会，1989）から引用した。

---

6) 井部俊子・中西睦子監修『看護管理基本資料集』p. 17，日本看護協会出版会，2003．

ャース（Martha Rogers）であるとみられている。ロジャースは他の看護理論家に先だって，"看護は人間に焦点をあてるべきである"という論理を明確にして，仲間を説得した。"看護とは"の論争を終止してパワーを得た多数の看護学者たちは，人間科学としての看護理論の構築を始めるようになった。現在まで発表された多数の看護理論は，このような背景から出発したのであった。」[7]

人間科学としての看護理論の構築にエネルギーを傾けた看護学者たちの多くは，健康を阻害された時の人間の反応や行動様式に焦点を当て，自立した尊厳ある個々人の生活に戻るための援助を提供することが，看護の役割であると説いている。

【表Ⅰ】で示したように，アメリカの看護論で提唱されているテーマは，"看護はすべての個人，家族，コミュニティを対象として，健康の維持・増進，疾病の予防と疾病からの回復にかかわる援助行為である"というとらえ方をしている。それはまさにそのとおりであるが，この表現内容は，看護の社会における役割を示したものとしては納得できるものの，他の医療職にも共通する概念であって，これをもって看護独自の専門性を表出しているとは言い難い。まして一個人の看護師の立場に立って考えた場合，この概念からは，今自分は具体的に何をどうすればよいのかという，実践への確かな姿や方向を導き出すことは困難である。

つまり，アメリカの看護論の多くは，社会に向かって看護を外側から意味づけ，規定するという性格が強く，それは看護職の役割や業務の範囲を明確にすることには役立つが，看護実践を内側から説く「看護の原理」を欠如させているという点で，ナイチンゲールを乗り越えているとは言いがたいのである。

そして1980年，アメリカは結果としてANA（米国看護師協会）から，以下のような看護の定義を提唱した。

「Nursing is the diagnosis and treatment of human responses to actual or potential health problems.」（看護とは，実際の又は潜在的な健康問題に対する人間の反応を診断し治療することである）[8]と。

アメリカのナースたちは，医師が"心身の病気の診断と治療"を行う職種であるのに対して，看護職は"健康問題に対する人間の反応を診断し治療するもの"であると断言したのである。つまり，医師たちが病気を対象として診断・治療するのに比して，看護職は病気そのものではなく"健康問題に対する人間の反応"を診断し，治療する者であると位置づけた。そしてこの発想はロイの適応理論やオレムのセルフケア理論として形成され，発展していったのである。さらにこの看護の定義は，同時に「看護過程」展開における「看護診断システム」と結びついて，具体的発展を見せ，今日に至っている。

結果として，1980年代以降，アメリカにおける専門職ナースの仕事の仕方や方向は，生活過程を具体的に整える実践家というよりも，クライエントに指導・教育・助言する援助者，アンダーナースたちを指導・監督するリーダー職という色彩を強めていった。

---

7) 久間圭子『日本の看護論——比較文化的考察』p. 11, 日本看護協会出版会, 1998.
8) 早川和生「看護職独自の活動とは何か」看護, p. 36, 第47巻第10号.

以上のように，アメリカ看護理論は独特の発展経過をたどっている。

さらに，国際看護師協会（2002年版）の看護定義を見ると，この定義にはアメリカの影響が色濃く現われているのがわかるであろう。アメリカ看護界の動静は，世界の看護に多大な影響を与えつづけている。

3. アメリカにおけるナイチンゲール看護思想の誤解とKOMI理論の優位性

日本において，1980年代から急速にナイチンゲール思想への関心が高まったのは，アメリカにおいて，ナイチンゲール思想への評価が積極的に行われたからではないかと思われる。それ以前の日本の看護界は，"ナイチンゲール誓詞"にまつわるイメージでしかナイチンゲールをとらえていなかったにもかかわらず，1980年代に入って，基礎教育において積極的にナイチンゲール著『看護覚え書』が取り上げられるようになったのは，前節で紹介したように，アメリカにおいてナイチンゲールが最初の看護理論家として評価されたという事情がからんでいるのではないか。つまり，看護理論はナイチンゲールから始まり今日に至っているという筋書きがアメリカにおいて出来上がり，その考え方が日本において浸透したと見ることが可能である。

ところが，そのナイチンゲール看護論の分析において，アメリカ看護学者たちは大きなミスを犯してしまっている。ここではまず，アメリカの看護界で分析されたナイチンゲール思想のポイントを紹介する。

アメリカ看護理論家たちは，ナイチンゲールの看護の定義をもとにして，ナイチンゲールの看護論は「環境説」であると評価したのである。それは1980年に編纂された『看護理論集』[9]のなかでのゲルトルード・トレス（Gertrude Torres）によって論じられた。その後ゲルトルード・トレスは，1986年に単著で『看護理論と看護過程（Theoretical Foundations of Nursing）』[10]を著わし，そこでも同様の解説・分析をしている。トレスは，「ナイチンゲール理論の主要概念は，物理的観点からみた環境である。（略）ナイチンゲールが主に強調したことは，安楽な状態をつくり出すことよりも，病気を減少させることであった。（略）健康は，多くの伝染病を予防し，また病気が発生した場合には個人の治癒力を促すもの，という枠組みのなかに位置づけられている。本質的に健康とは，病気のない状態として捉えられている。また，人間は，病気をもつ人あるいはもたない人，健康を達成するために適切な環境を必要とする人として記されている」[11]と分析している。このトレスの記述は，その後の日本の看護界では随分引用され，ナイチンゲール理解に影響を及ぼしたようである。

しかしトレスの理解は，あまりにも浅くまた不完全である。どのように不完全であるかは，本論文の第1章に筆者が記したナイチンゲールの看護観，疾病観，健康観の内容と比較されたい。トレスの解釈が一面的である原因は，ナイチンゲールが書いた著作の全体像

---

9) ライト州立大学看護理論検討グループ著，南裕子・野嶋佐由美訳『看護理論集』日本看護協会出版会，1982.
10) ガートルート・トレス著，横尾京子・田村やよひ・高田早苗監訳『看護理論と看護過程』医学書院，1992.
11) 同上書，p. 42.

とその内容を十分に把握していないところにあるだろう。ナイチンゲールは150点もの印刷文献を書いているにもかかわらず，トレスが引用したのは『看護覚え書』ただ1冊である。その『看護覚え書』には，健康の定義はまったく提示されていない。それなのに，どうしてトレスはこのように断言できたのか，筆者には想像もつかない。「人間」についての記述にしても，『看護覚え書』の内容を反映していない。さらに不思議なのは，ナイチンゲール理論の主要概念は，物理的観点から見た環境であると述べていることである。ナイチンゲールは確かに自然の要素を取り込むことの大事さは説いているが，それだけが看護であるとは断じて言ってはいない。むしろ"体内に宿る自然治癒力"を重視し，その力が十全に働くように，人的環境を含めた最良の条件を作れと言っているのである。そのためには生活過程を見直し，生活過程が健康的に整うように具体的な援助の手を差し伸べよというのが，ナイチンゲール思想の真髄である。

またトレスの解釈は，ナイチンゲールの看護の定義である次の文章中，「What nursing has to do is to put the patient in the best condition for nature to act upon him.」のnatureという単語の理解の仕方に問題があったと思われる。つまり，natureという単語は，一般的には人体の外側（＝外界の自然性）を指すことが多いので，トレスはそのように受け取ってしまったようである。しかしこのnatureという単語の意味は，ナイチンゲールの文章全体から解釈して，外界の自然性ではなく，人間の内界の自然性をも指すのである。内界の自然性とは，生命の法則であり，身体内部に働く自然のメカニズムや自然の法則，または自然治癒力を指している。この自然治癒力に力を貸すことこそ看護であるとの見解を導き出さないかぎり，ナイチンゲール思想を根底から理解したことにはならない。

類似の記述は，1989年発刊の『看護理論家とその業績』の「フロレンス・ナイチンゲール」[12]の項にも見られる。本書における記述は，先のトレスの内容よりも正確ではあるが，やはり引用文献は『看護覚え書』が中心である。

このようにアメリカにおけるナイチンゲール看護論の紹介・解説の内容には，大きな問題があったのである。それにもかかわらず，日本においてはこのアメリカの見解を下敷きにして，看護論の比較検討が行われてきている。したがって，ナイチンゲールの「環境説」はもう古いのではないかとか，ナイチンゲール理論は未熟であるなどの評価が一般的になされてしまったようである。第1次資料をもとにした十分なる研究をしなかった人々の，これは大きな誤解であると筆者は考えている。

さらに"ナイチンゲールはもう古い"と考えている人々を後押ししたのが，先の文献の「訳者序」で述べた南裕子と野嶋佐由美の見解である。そこには次のように記されている。

「看護理論の発達史を一言で要約すれば，ナイチンゲール理論からペプロウ理論までは，100年間の土づくりの時代であり，1950年代は種まきの時代，1960年代はその種が根をはり萌芽する時代，1970年代は開花の時代といえよう。そして1980年代はその花

---

12) アン・マリナー編著，都留伸子監訳『看護理論家とその業績』p. 64〜79, 医学書院, 1991.

が実を結ぶ時代であろうと期待されている」[13]と。

このような見解に接した人々は，今さらナイチンゲールに戻ろうとは思わないだろう。アメリカ看護理論史の土台となっている歴史観，すなわち時代を経るごとに文化や学問は進化するという見解は，一見たいへん頼もしいが，花は実をつければ次は枯れていくという事実も含めて，この歴史観はあまりにも直線的である。この文献が書かれた1980年代は，確かにアメリカ看護理論の最盛期であったろう。しかし，理論は次々に変化していくとしても，そのなかに宿る「看護の原理」の継承という視点を取り込まないかぎり，歴史の本質は見えてこない。

久間圭子は，アメリカ人キントンが1991年に述べた言葉をこう伝えている。

「ちょうど現在のような医療・保健の改革期に生きたナイチンゲールの言葉は，再び同じようなスケールの改革期に直面している我々の心に響くものが多い。しかし，わが国の看護におけるナイチンゲールの受容は，表面的で誤解が多かった」[14]と。

ここに至って，ナイチンゲール思想への誤解がどのようなものであったのかが明白になったであろう。

どんな患者にも，その内に宿る自然治癒力の発動を助けるために最良の条件を創ることが看護であるというナイチンゲールの定義からは，その時，その時に看護者は何をどうすればよいのか，自己の看護展開の方向と目的を見出すことが可能である。それゆえこの定義は，看護の働きを看護の内部から解いたもので，「看護の原理」と呼ぶことができる。看護の原理を内包している理論は，あらゆる看護場面において，看護ケアに具体的方向性を与えるものであり，かつ時代と国を超えて継承されていく性質を持っている。

これに対してアメリカの看護論や看護理論には，何を目的にどう援助すれば看護になるのかという，看護実践を内面から解く看護の原理が十分に用意されていない。そこには人間の特性が解かれ，人間の個別性や人間の尊厳，または人間の感受性や自律性などを大事にする理念はあるものの，最も肝要であるべき看護の原理が見失われているのである。結果として，アメリカのナースたちは，病人の身体的苦痛を取り除くために行われる直接ケアや，生命過程や認識の乱れがもたらす生活過程の制限や不自由さに対応するケア（＝生活過程を整えるケア）を，理論上でも実践面でも捨ててしまっているように見える。そうしたケアは賃金の安い介護労働者に委ねてしまい，専門職ナースは，もっぱら看護的指導と教育と管理という頭脳労働に向かっているようである。[15]

---

13) ライト州立大学看護理論検討グループ著，南裕子・野嶋佐由美訳『看護理論集』p. i，日本看護協会出版会，1982.
14) 久間圭子『日本の看護論——比較文化的考察』p. 199，日本看護協会出版会，1998.
15) 現在のアメリカの看護界の現状については，筆者の視察報告など，下記のレポートを参照されたい。
　①金井一薫「アメリカ西海岸の医療・福祉の視察報告」綜合看護，第36巻第4号，p. 52～61.
　②大竹登志子「アメリカの看護：その歴史と現状，21世紀看護の展望」綜合看護，第38巻第2号，p. 19～28.

さて，KOMI理論は，わが国でこうした多くのアメリカ看護論が取り上げられ，試行され，浸透していった状況のただなかにあって，一貫してナイチンゲール看護思想を継承し，啓蒙してきている。

　筆者は「新鮮な空気，陽光，風，音，匂いなどの自然の要素に気を配りながら，その人にとって今，何が回復過程をうながすかを考え，その人の持てる力に依拠しつつ，最良の条件を創り出すこと＝生活過程を整えること」こそが，看護であるとの揺るぎない確信をもって，KOMI理論の目的論を構築してきた。要するに，KOMI理論は看護を実践の内側から意味づけ，人間における生命現象の普遍性を原理の中心に置きつつ，21世紀の日本の看護実践を支えようとしているのである。

　さらにこの発想は，"現代介護論"としても筋が通っていると考えている。

看護本来のあり方は，介護本来のあり方と，根本においてまったく同じだからである。その意味で，21世紀の日本のケアワークは，大きな転換点に立っていると思われる。つまり看護職と介護職を別々の専門職としてとらえるか，逆に両者は根っこを同じくする職種であると位置づけるかが問われ，決断を迫られているからである。

　看護職には，これまで見失ってきた"看護本来の姿"を取り戻せるかどうかが問われ，もう一方の介護職にあっては，これから"介護本来の姿"を明確にしていかなければならないという，両者がともにケアの本質を確認すべき時が来ているのである。

　こういう時代状況だからこそ，看護と介護を1つの同じ幹として思考し，ナイチンゲール思想を根底にすえた「KOMI理論」の原理を内部にしっかりと根づかせていくことの意義は大きいのである。

第9章：日本で活用された代表的な「アメリカ看護論」と「KOMI 理論」との比較研究
―――「ヘンダーソン看護論」と「オレム看護論」と「KOMI 理論」―――

すでに第8章において，アメリカで誕生した多くの看護論の特質を述べたが，それらの看護論のいくつかは，わが国のナースたちによって受け入れられ，長期にわたって日本の臨床と教育とに活用されつづけてきた。

ここでは，アメリカの代表的な看護論のなかで，とりわけわが国に積極的に取り込まれた「ヘンダーソン看護論」と「オレム看護論」を取り上げ，その思想特性を「KOMI 理論」と比較検討するなかで明らかにしたい。

1．「ヘンダーソン看護論」の骨子と特徴

現代のわが国の看護界にあって，ヘンダーソン女史の名を知らない人はいないだろう。それほど彼女は，わが国の臨床看護に大きな影響力をもたらした1人である。

ヘンダーソンの代表的な著作は，何と言っても『看護の基本となるもの』[1]であろう。本著は 1958 年に，ICN（世界看護師協会）に所属する"看護業務委員会"からの要請によって編纂されたものである。

当時の看護職は，世界的に見て，医師の監督のもとで仕事をすべしと規定されていた。しかし，看護職にはどの国にも共通する独自の機能と役割があり，看護活動を支える基礎理念があるはずである[2]。法律によって，看護職の役割が規定されれば，看護職は社会から守られて自立し，国民も安心してケアを受けられるようになるだろう。にもかかわらず，これまで看護職の独自の機能が明確に表現されていないがために，看護職は医師の助手としての立場しか認められず，日陰の活動を強いられてきた歴史が長いのである。このように思考した ICN の看護業務委員会のメンバーは，看護の本質を確認し，看護職の独自の機能を明文化する必要性を感じ，その仕事をヘンダーソンに依頼したのであった。

依頼を受けたヘンダーソンは，1955 年に自らが提示した"看護の定義"をもとに，小冊子『看護の基本となるもの』（Basic Principles of Nursing Care）を編纂した。

『看護の基本となるもの』において，ヘンダーソンが定義した"看護婦の独自の機能"とは，以下である。

「看護婦の独自の機能は，健康，不健康を問わず各個人を手だすけすることにある。どんな点で援助するかというと健康生活，健康への回復（あるいはまた平和な死への道），これらは，もしその本人が必要なだけの強さと意志と知識とを兼ねそなえていれば人の手をかりなくてもできることかも知れないが，とにかくそうしたことに寄与する活動が看護

---

[1] ヴァージニア・ヘンダーソン著，湯槇ます・小玉香津子訳『看護の基本となるもの』日本看護協会出版会，1961．
[2] 同上書，p.1.

婦の仕事である。そして患者，あるいは健康な人の場合でも，その本人を助けて，できるだけ早く自分で自分の始末をできるようにするといった方法でこの活動を行うことである。」3)

ここに定められた看護師の機能は，他のどの職種にもまして，看護職が指導権を持つものとされた。

さらに，この「定義」を具体的に説明するために，以下の"14項目"4)が示された。つまり看護職は，人々を助けるために以下の内容を行うものであるとする。

①正常に呼吸させること。
②適切に飲食させること。
③すべての排泄機能を活用して排泄を順調にさせること。
④望ましい姿勢を保たせ，また動かせること（歩いたり，坐ったり，臥したり，ある姿勢から他の姿勢に移ったり）。
⑤睡眠と休養をとらせること。
⑥適当な衣服を選び，脱ぎ着させること。
⑦衣服を調節したり室温を調整したりして体温を正常な範囲に維持させること。
⑧身体をきれいに身なりをととのえ，皮膚を保護すること。
⑨他から受ける危険性やその人が他人に与えそうな危険性を未然にさけさせること。
⑩他人との間に意志を通じさせ，感情を表わしたり，要求，その他感じていることを表示できるようにさせること。
⑪信仰する宗派にしたがって礼拝をさせること。
⑫何かを成し就げたという気持をもたらすような仕事をさせること。
⑬遊びやその他いろいろなレクリエーションの類に参加させること。
⑭学習し，新たな発見をし，あるいは好奇心を満足させ，それらを通して健康人としての健全な発達に導かれること。

ヘンダーソンは，14項目を"基本的看護の構成因子"であるとし，この基本的因子に影響するものとして，対象に"常時存在する条件"（年齢・社会的身分，文化類型，身体的機能，知的能力）があるという。さらに"基本的看護"を変える条件になりうるものとして，病気特有の状態があるとしている。

さらに彼女は「人間行動のこの一覧（14項目）は，看護の評価に使える。いいかえれば，患者がこれらの行動をどの程度自分でできるようになるまで看護婦が援助したか，その程度がそのまま看護婦の成功度を示すものなのである」5)と述べている。つまり14項目は，看護の質をはかる評価尺度であると言う。

加えてヘンダーソンは，こうした基本的看護を含む看護活動は，「看護計画」として立案されていなければならないと強調し，「ケア計画」の書き方をも指導した。そして，この「看護計画」にのっとって進められる仕事こそ，看護師が指導権をもって行いうるものであると考えたのである。

---

3) ヴァージニア・ヘンダーソン著，湯槇ます・小玉香津子訳『看護の基本となるもの』p. 9, 日本看護協会出版会，1961.
4) 同上書，p. 65.
5) ヴァージニア・ヘンダーソン著，湯槇ます・小玉香津子訳『看護論』p. 40, 日本看護協会出版会，1994.

ここに，ヘンダーソン看護論の骨子が表出されたことになる。

ヘンダーソンが自らの看護の概念を形成する過程で影響を受けた研究領域として，以下の3点を挙げることが可能である。[6]

①ソーンダイク（Edward Thorndike）の"人間の基本的欲求"に関する研究
②クロード・ベルナール（Claude Bernard）の"細胞周囲液のバランス"の研究
③ディーヴァー（George G. Deaver）と理学療法士たちのリハビリテーションの考え方と仕事の内容（＝患者の自立という目標に向かっての具体的な個別プログラム）

実際に，ヘンダーソンの看護の概念には，上記3点の思考がふんだんに活用されている。結果として，ヘンダーソン看護論は，人間の"基本的欲求"を大事にしながら，病院という施設が人間性を奪ってしまう場所となるのではなく，患者と看護師という人間対人間の関係を通して，真にその人の個別のケアプログラムを描いていくところに，本来の看護の機能が存在するのだということを明らかにしたのであった。

ヘンダーソンが規定した"看護の概念"は，世界のナースたちによって受け入れられ，「基本的看護」の構成要素が，看護の仕事の中心であると位置づけられた。

日本においても，1961年に『看護の基本となるもの』が翻訳されると，看護の独自の機能をめぐる論議が活発化し，病院における看護は"機能別"から"チームナーシング"に変革されるなど，ヘンダーソンの看護の理念は，「患者中心の看護の実現」というキャッチフレーズとともに，着実に日本の臨床に浸透していった。

またこの頃から，看護教育の分野においては「看護計画」の考え方がもたらされ，看護学生の実習では，「看護計画」を立案し実施するよう指導されるようになった。「看護計画」の発想は，その後「看護過程」へと移行していく。

2．「オレム看護論」の骨子と特徴

しかしヘンダーソンの時代は，アメリカではそう長くは続かなかったようである。

1970年代に入ると，看護の本質を求める動きは緩慢になり，それに代わって「看護の学問化」が進められていった。専門職ナースの資格を付与する正規の教育プログラムは，4年制大学でのみ提供されるようになり，"人間科学としての看護理論"の構築が急がれた。そして同時に，看護界でリーダーシップをとる専門職ナースの役割の明確化という課題が浮上したのである。

「オレム看護論」はそうした時代背景のなかで醸成された代表的な看護理論の1つである。

以下に『オレム看護論（Nursing: Concepts of practice）』の概要を描く。

オレムは，「看護という用語は，もっぱら専門的なヘルスサービス看護をさして用いることにする」[7]と規定し（ここでオレムは看護を"専門的なヘルスサービス看護"である

---

6) ヴァージニア・ヘンダーソン著，湯槇ます・小玉香津子訳『看護論』p. 23〜35，日本看護協会出版会，1994.
7) ドロセア・E・オレム著，小野寺杜紀訳『オレム看護論・第3版』p. 7，医学書院，1995.

と規定していることに留意すべきである），専門的なヘルスサービス看護に固有の対象を明確にするところからその理論を出発させている。

彼女が注目したのは，「セルフケア」という概念である。そして「専門的なヘルスサービスとしての看護は，機能と発達を調整する特定の量と質のケアを持続的に自力で行うことができず，ケアを制限するその不能が健康状態に関連してみられる，あるいは調整的ケアに必要な手段の複雑で特殊な性質に関連してみられる人々に焦点をあてるという点で，他のヒューマンサービスとははっきり区別される」[8]と言う。

このテーマは，別言すれば「看護に対する要求に関連する人間の条件」[9]となり，それは「自らの健康状態のゆえに，必要な量と質のセルフケアを自力では持続的に行うことができないか，小児看護状況では，親または保護者が，子どもの健康状態ゆえに，その子どもが必要とする量と質の継続的ケアをもはや提供できないこと」[10]と同義である。

オレムによるこの「看護に特有の対象の規定」は，『オレム看護論』の中核をなす概念であり，そこにはセルフケアという考え方が横たわっている。「セルフケアとは，人間が毎日必要とし，健康状態，環境条件，医学的ケアの影響，その他の要因によって変わってくる個人的ケア」[11]として概念化されている。

したがって，『オレム看護論』では，まず対象のセルフケア能力（エージェンシー）をアセスメントする。そのうえでその人の「治療的セルフケア・デマンド」[12]を算定し，両者の差を測定することになる。その差において「治療的セルフケア・デマンド」がセルフケア能力（エージェンシー）を上回っている場合に，「看護エージェンシー」が必要と判断され，その個人が看護の対象（患者）に指定される。こうなって初めて，その患者と専門職ナースは契約関係を結び，同意に基づきながら人権と個性の尊厳という点に配慮しつつ，どのようなセルフケア不足をきたしているかを特定（診断）することになる。

この『オレム看護論』の理論構造は，
①看護システム理論
②セルフケア不足理論
③セルフケア理論

以上の3層から成り立っている。最終的には，専門職ナースが適切な看護システム（看護的治療計画とも呼べるもの）をデザインし，実施・評価するという「看護過程」をたどる。

このように，『オレム看護論』を一読しただけでは，その内容を理解することはきわめて困難である。聞き慣れない日本語（翻訳語）と，日本人には馴染みの薄い看護概念が頻繁に出現しており，理論を正確に理解し活用するためには，現代のアメリカの文化模様と人間関係のとり方を含めた暮らしの基本形がわかっていなければならない。

---

8) ドロセア・E・オレム著，小野寺杜紀訳『オレム看護論・第3版』p. 6，医学書院，1995．
9) 同上書，p. 78．
10) 同上書，p. 79．
11) 同上書，p. 79．
12) 治療的セルフケア・デマンドとは，ある人にとって特定のセルフケア要件を満たすために一定の期間および場所で遂行されるセルフケア行動の総和．

しかし，よくよく読んでみれば，論理構造自体はさほど複雑ではない。

オレムは，人間を「セルフケアとよばれる一種の行為を通じて絶えず自己維持と自己調整を図ることを必要とする存在である」[13]とみなしており，病気や障害や老いなどの状況にある時には，そうしたセルフケアができなくなり，セルフケア不足に陥る。この状態にある人が看護者にとっての正規の対象，つまり"看護師エージェント"の患者なのである。看護師はそうした人々の不足したところを補い，指導し，教育する仕事だと述べているわけである。

人間を独立・自律した存在であるとみなし，独立した人間であるためには，個人が自己の責任と力で自己を創り，維持し，コントロールしていくことが前提であるという，きわめてアメリカ的な発想と現実がそこには横たわっている。一般的に日本人がとらえている「独立・自立・自律」の概念と実態とは，おそらくここが大きく異なる点であろう。そしてこの独立・自律概念自体は，先のヘンダーソン看護論に流れているものと変わらない。

こうした点をふまえたうえで，オレムが"セルフケア"の内容として規定した条件を見てみよう。彼女はセルフケア要件として，以下の3種類を挙げている。

① 普遍的セルフケア要件：空気の摂取，水分や食物の摂取といった，あらゆる人間に共通する8つのセルフケア要件。
② 発達的セルフケア要件：発達過程で特定される普遍的セルフケア要件の具体的な表現。
③ 健康逸脱に関するセルフケア要件：この要件には6つのカテゴリーがある。

さて，『オレム看護論』で最も難解だと感じられるのは，患者のセルフケア能力（エージェンシー）をどの程度，どのようにアセスメントするか，また治療的セルフケア・デマンドをどのように算定するかにあるだろう。この点をクリアしなければ，次の「看護診断」と「看護システムのデザイン」化という作業には一歩も踏み込めないからである。

しかしながら，英語文化圏では『オレム看護論』は，「今や看護実践に，看護教育に，そして看護研究にとさまざまに駆使され，応用されている。オレムの概念枠組みはアメリカでは看護学士課程をはじめ準学士課程など多くの課程の看護カリキュラムに適用されている」[14]と訳者は語っている。さらに「国際オレム学会」も設立されるなど，"セルフケア不足理論"は，世界規模で広がっているようである。

さて，日本で『オレム看護論』を活用するには，まずは用語の理解と駆使に多大な時間をつぎ込まなければならないだろう。それが可能になったとして，さらに次の問題が生じる。それは『オレム看護論』を理解し，看護診断し，実践するのは誰なのか，という問題である。なぜなら，アメリカにおいては，この「看護診断」と「看護システムのデザイン」を描くのは，"専門的なヘルスサービス看護"を提供するナースたちであり，彼女たちは「看護過程」に示されたすべてのケアを自ら行うものではないからである。彼女たちは特定のタイプの患者ケアには携わるが，基

---

13) ドロセア・E・オレム著, 小野寺杜紀訳『オレム看護論・第3版』p. 94, 医学書院, 1995.
14) 同上書, p. 448.

本的には統括とリーダーシップをとる役割を果たすのみであり，"基本的看護ケア"や"身体的ケア"などの援助行為は，下位のナースたちの仕事として設定されているのである。

この点が，日本の状況とは大きく異なるはずである。日本では国家資格を有するナースは皆平等であり，正看護師のなかに仕事の内容によって仕切るほどの上下組織を持っていない。結果として，「オレム看護論」を活用するとしたら，病院だけでなく，本来，ヘルスサービス看護に携わるすべてのナースたちが一斉に，揃って同じ学習に取り組まなければならなくなる。しかし，理論を真から理解したナースの存在がないままに，全員体制で取り組んだとしたら，結果は目に見えている。使いこなせないままに，日本流のやり方に変形させて，"なんとなくやっていく"ということになりかねない。

「オレム看護論」の適否を討議する前に，アメリカの看護界の実情と，日本の実情の違いにこそ，もっと真剣に目を向けるべきであろう。

アメリカではナースのリーダーたちは全員が大学・大学院出身で，患者1人ひとりについての「看護過程」を描くのが主な仕事であり，計画どおりに下位ナースたちがケアを遂行しているかどうかを監督し，指導することに多くのエネルギーを注いでいるのである。また，実践者としての上位ナースの多くは，さまざまな分野に配置されている"専門看護師"として，患者の生活指導や教育の側面を担って活躍しているのである。

すべてのナースを均質化し，全員体制で本来の看護を推進しようと願ってきたわが国の看護界にあっては，階層性を大前提とするアメリカの看護実践の形態は真似できないと心得るべきである。「オレム看護論」を学んでいく過程で，筆者はこのことを最も強く感じた。

3．「KOMI理論」との比較を通して

前述した「ヘンダーソン看護論」と「オレム看護論」を「KOMI理論」と比較した場合，どのような考察ができるであろうか。

ここでは，3点に絞って筆者の見解を述べる。

(1) 3者の共通点と相違点

「ヘンダーソン看護論」と「オレム看護論」は，基本的に"看護実践のあり方"について論述されたものである。

ヘンダーソンの『看護の基本となるもの』は，小冊子であるための限界があり，理論書としての形態は整っていない。しかしながら，そこには看護の本質，看護の対象，看護の方法についての記述があり，看護の本質をわかりやすく論述している点は高く評価できる。また「オレム看護論」においては，"対象のとらえ方"と"実践のあり方"について，きわめて論理的な構成がなされており，看護の実証的研究をリードしていく性格を持っている。

内容的にはかなりの相異がある「ヘンダーソン看護論」と「オレム看護論」ではあるが，両者の看護のとらえ方には共通項がある。それは人間が自分で自分のケアができなくなった時，看護職がある時はその人に代わって行動し，ある時は指導し，教育することで自律と独立を助けるというものの見方である。

そしてこのテーマは「KOMI理論」の方法論展開の道筋と共通している面がある。つまり「KOMI理論」で言う「方法論は，対象者の症状や病状や種々の障害によって引き

起こされる"生活過程に生じる制限や不自由さ"に着目して，その人が自ら行えなくなった生活過程を，その人に成り代わって行うという筋道で援助していくことである。この場合，人体が用意している回復のシステムや生命のメカニズムが発動しやすいように，最良の条件を生活過程のなかに創りだすことである」という表現内容の前半部分，とりわけ「その人に成り代わって行う」という発想と類似しているのである。

今回3つの看護論の比較研究を通して明らかになった事柄の1つは，まさにこの点である。つまり，「KOMI理論」を含むいずれの看護論においても，看護ケアの展開にあたっては，本人の欠けているところを補い，自立に導くことを目指して，「看護過程」の展開という道筋を踏んで行われるべきものであるという見解が，共通点として存在することが見えてきたのである。

ところで，この「看護過程」をケアの"道筋"として明確にしたのは，ヘンダーソンをはじめとする，アメリカの看護理論家たちであったのだ。その意味で，「看護過程」の展開をもってケアの実践方法論の土台とすると志向したアメリカの看護学者たちの業績には，大きなものがあると思われる。今や，日米における看護界では，「看護過程」は看護の実践方法論として確立しているのである。

ところが相違点となる事柄は，実はここから生じるのである。

つまり，3者は本人ができないところを代行し，指導や教育を行うことが看護であるとしているが，何を，どう代行するかという点に関しては，それぞれの主張は異なっているのである。「看護過程」をたどるには，まず対象の状態を"観察し"，"何がどう問題なのか""どうすることが看護独自の機能を発揮させた働き方になるか"を特定しなければならず，そこにそれぞれの「看護論の目的論」を登場させなければならないからである。

「ヘンダーソン看護論」においては，看護の基本的構成要素である14項目に着目し，それをもとに欠けたところを発見し，欠落した部分を補うよう看護方針を立てる。また「オレム看護論」においては，普遍的セルフケア要件，発達的セルフケア要件，健康逸脱に関するセルフケア要件を調べ，その人にとって何が欠けているか，また，どこにどんな問題があるかを見ていき，看護システム（計画）をデザインするのである。

また「KOMI理論」においては，対象者の症状や病状や種々の障害によって引き起こされる"生活過程に生じる制限や不自由さ"に着目し，「身体面」16項目，「認識面」「行動面」の各15項目に付随している小項目155の要素をチェックし，生活の全体像を描き，その人のどんな能力が欠けているか，あるいは反対に，どんな能力が残されているかを見極め，「5つのものさし」の視点を用いて，"生活過程を整えるべく"総合的なケア方針を立てていく。

このように，3者には対象のとらえ方やアプローチの仕方において基本的な相違があるのだが，ヘンダーソン方式やオレム方式を活用するに際しては，著者によって記述された項目の表現からだけでは十分にとらえきれない，対象の多彩な状態を見つめる力が看護者個々人に求められており，看護者の誰もが著者の意図に基づく実践をするためには，現在の表記に加えて，より細かいアセスメントのための判定項目が用意されるべきであろう。それは「KOMI理論」のように，それぞれの大項目に小項目をセットし，対象の何をど

う見ればよいかが具体的に示唆されれば，判断する者による誤差はより少なくなり，ヘンダーソンやオレムが意図するところがもっとすっきりと伝わったことであろう。その意味で，両看護論においては，アセスメントを行うための最後の詰めがやや甘い感じを抱く。

この点，「KOMI理論」においては，「身体面」「認識面」「行動面」の各々に細目を設けており，「KOMI理論」が描く人間と生活を浮き彫りにしている。さらに円形チャートを用意し，チェックした内容が視覚的に見られるようにしたことで，誰が見ても一目瞭然にその人の全体像が見えるようになった。そしてこのチェック項目は，看護の質を評価する尺度として，また人間のQOLをはかる尺度として使えるものであるという点も，実践家には心強いはずである。

このように，3つのいずれの看護論も，ともに対象の状態をアセスメントし，適切なケアプランを立案し，対象者の自立とQOLの向上とを目標に，その人に代わって欠けたところを援助し，指導・教育するという実践を行い，評価するというアプローチをしていく。このプロセス，つまり「看護過程」の展開方法は共通である。しかし，このプロセスにおいて，対象を"どんな視点"で，"どうアセスメントするか"また"看護者は何を代行するか"という，この肝心な点において，3者は大きく異なっているのである。

以上，「ヘンダーソン看護論」と「オレム看護論」を「KOMI理論」と比較した場合の共通点と相違点を，その方法論の展開において考察した。

(2)理論構成面における考察
理論構成の点から見ていくと，「ヘンダーソン看護論」と「オレム看護論」には，「目的論」「対象論」「方法論」という明確な枠組みがなく，理論としての構成力に欠ける面がある。この点が「KOMI理論」との根本的な相違である。

さらに言えば，「ヘンダーソン看護論」と「オレム看護論」には，「疾病論」の存在自体が欠如しているのである。このことは，看護の目的を措定するにあたって，疾病論をもとにして構築してきた「KOMI理論」との大きな差でもある。この差が，理論全体が示す看護の方向性に決定的な影響を与えているのである。

たとえば，方法論の展開において，アメリカの看護論はいずれも，対象者の「問題点」や「不足している点」を見つけ出す方向に流れやすいが，「KOMI理論」はそれとは反対に，「残された力」や「健康な力」をアセスメントするように導いており，目的論に導かれて作成された「5つのものさし」を活用すれば，おのずとあるべき看護の方向性が浮かび上がってくるように発想している。

この方法論の視点の相違は，理論にどのような「目的論」が備わっているか，また「目的論」が明確であるか否かによるものである。アメリカの2つの看護論には，看護の原理となる「目的論」が不明確であり，セルフケア能力に不足をきたしている人を選別して類型化し，そのセルフケア不足の状態を説明してケアプランを設定すること自体が，目的と化してしまっている感がある。

それに比して，「KOMI理論」においては「目的論」が明確に定まっている。それは「疾病論」とも相まって思考されており，人体が用意している回復のメカニズムや生命の法則を大事にする発想を根底に持ち（そのことがプラスの発想に結びつくのであるが），

その力が発動しやすいように，個別に"生活の処方箋を描き，生活過程を整えること"に看護の目的をおいているのである。その時，自らの力で生活過程を整えられない状態の人には，その人の知力や体力に成り代わって，援助していくところに具体的ケア行動があるとする。

つまり「KOMI 理論」においては，明らかに"その人の持てる力を活用して生活過程を整える"ことをケアの目的に定めているので，問題点ばかりを探してケアプランを立案するという方向には流れにくい面を備えているのである。

さて，歴史は，ヘンダーソンが基本的看護の構成要素を打ち出した段階では，生活過程を整えることが看護師の役割であるという発想自体は存在したことを教えている。それにもかかわらずオレムの時代には，こうした発想は消えており，看護は健康問題に対する人間の反応に着眼するようになった。つまり看護は，人体の法則や自然のメカニズムの発動を助ける"生活過程の整え方"にあるという発想をとらず，主にその人の考え方や生き方や感じ方に焦点を合わせ，環境に適応していくための方策を自らが考え，行動できるように支え，助言し，教育する方向で看護をとらえようとする。

結果的に見て，看護職を「生活過程を整える実践者」または「基本的看護の直接的遂行者」ととらえる「KOMI 理論」と，教育・助言を中心とする専門職であるととらえる「オレム看護論」とでは，看護職の働き方にも大きな差異をもたらしてしまったのである。

アメリカ看護論で武装している日本の看護界は，今後も明らかに後者の方向を選び取ろうとするであろうが，筆者は，「看護の本質」はナイチンゲールの時代から変わらぬものがあり，それは人体や病気を看護の眼で見つめる視点を持ち，人々の暮らしを健康的に整えていくことを目的に，個々の対象者に，その心身の不健康や損傷がもたらす，日々の生活上の不便や制限や消耗を取り除き，より生命力が広がるように援助するのが本来の看護職であり，具体的な生活援助技術を駆使していく職業でありつづけるべきだと考えている。

(3) "本来の看護"を実践するための条件について

上記の項で問題提起した事柄は，それでは"いったいこれから誰が，生活過程を整えるという本来の看護を提供するのか"というテーマに結びつく。

「ヘンダーソン看護論」においては，人間の温かみというものがその根底にあり，ヘンダーソンは人間対人間の温もりのなかで，基本的看護の構成要素が，専門職ナースによって実践されていくことを望んだはずである。

そしてわが国の臨床においても，同様の発想と願いは長く続いた。

しかし，看護の独立が叫ばれるうちに，人間対人間の看護はしだいに薄れつつあり，看護職は高度の医療技術を駆使するテクニシャンか，カウンセラーのように患者に向き合う援助者になりつつある。これはまさに高学歴と専門職化がもたらした賜物である。

ヘンダーソンは，1980年代に書いた論文のなかで，当時，アメリカ看護界に浸透していた"看護過程"のあり方に焦点を合わせ，次のように述べている。

「多くの看護婦は，医師の役割に類似はしているがそれとは別のものである看護の独自の役割を表しているのが看護過程であると思っている。(略)，(しかし) 看護はまるで治

療における看護婦の役割を法的に正当化できるように言葉の部分変更をするだけで，あとは医学のモデルにそっくり追従してきているかのようである」[15]と。

さらに「看護婦がクライエントや患者に＜何を言うか＞は依然として非常に強調されているが，彼らのために＜何をするか＞はあまりにも無視されるようになってしまった」[16]と嘆いている。

つまり，アメリカ式の看護過程を展開するうちに，看護者は本来すべき基本的看護という事柄を忘れ，記録に追われ，患者の姿を見失い，頭と口は動かすが手を差し延べるという行為を軽視するようになってしまったのである。

この現象は，今日の日本の臨床看護にも大なり小なり現われており，アメリカの模倣をしてきた結果として認識しなければならない。

ヘンダーソンは，また次のようにも述べている。

「数多くの看護文献には，看護婦によるアセスメントは医師のアセスメントから出てくる結果に比べて心理社会的な問題の確認に至る傾向をもつことが紛れもなく暗示されている。（略）当惑させられることには，アセスメントは公衆衛生看護婦たちが患者のために使う時間の70％をも占めるものである。入院患者もしばしば，登録看護婦が何かそれ以外のはたらき方をするのを見たことがないと言う。」[17]

この結果がどうなるかというと，「記録にあまりにも時間がかかるので，患者の健康に資すると思う身体面のケアを提供することができず」[18]「登録看護婦が持ち時間のほとんどを管理と監督に費やしている」[19]という状態を生み出してしまうのである。

この点が，今日のアメリカ看護界における最も大きな問題点なのである。

では，誰が基本的ケアや身体的ケアを担うのであろうか？

今日のアメリカでは，看護師の業務を遂行するために教育されるプログラムが，少なくとも3種類[20]はある。それは，

i ：職業教育プログラム
ii ：技術教育（このなかには上級と下級の2種類がある）プログラム
iii：専門教育プログラム

　以上の3種類である。

専門教育プログラムが最もレベルが高く，これは4年制の大学でのみ提供される。このほかにも資格を持たないナースエイドたちがいる。こうした看護の世界に存在する階級性は，看護の業務を縦割りにし，対象の状況と条件に合わせて，どの資格のナースが何をするかが決められていく。

---

15) ヴァージニア・ヘンダーソン著，小玉香津子編訳『ヴァージニア ヘンダーソン論文集［増補版］』p. 52, 日本看護協会出版会，1989.
16) 同上書，p. 49.
17) 同上書，p. 73.
18) 同上書，p. 77.
19) 同上書，p. 76.
20) ドロセア・E・オレム著，小野寺杜紀訳『オレム看護論・第3版』p. 398, 医学書院，1995.

当然，専門職ナースたちは，その他のナースのリーダーとしての役割を担い，全体を統括し，監督する。また患者の状態をアセスメントし，看護診断をくだし，下位ナースたちに具体的ケアの指示を出し，記録を書き，ケア全体を評価する。しかし，専門職ナースたちは具体的な生活を整えるケアには基本的に携わらないことが多いのである。
　はたして，この状態を"看護"実践と言えるのだろうか。

　「KOMI理論」では，資格を持つ看護師たちが，こうした状況に陥らないために，本来の看護のあるべき姿をくどいほどに訴えてきた。看護は「生活の処方箋を描き，生活過程を整える実践」そのものであると……。
　ここに戻って思考しなければ，時代の流れのなかで，看護職は"看護"自身を見失ってしまう。
　ヘンダーソンが看護師の独自の機能を明文化し，同時に"基本的看護の構成因子"を提案した時，わが国の看護師たちは好んでこの発想を受け入れようとしたのではなかったのか。国や時代が変わっても変わらないもの，それを自らの活動の根っこに据えなければ，看護本来の形はつかめない。ヘンダーソンが，自国の看護の変貌した姿を嘆いた時，それは同時に，わが国へのメッセージともなる。

　21世紀を迎えたわが国の看護・介護（ケアワーク）は，新しいシステムを構築しつつある。
　アメリカで下位のナースたちや介護職に譲り渡されている"本来の看護実践"は，日本においても介護職に譲り渡されようとしている。
　国家資格としての介護福祉士を誕生させた日本は，世界では稀有な存在である。そしてその介護福祉士は，日本の看護職が長年苦しんだように，今，「介護の本質」を求めているのである。したがって日本の介護職は，アメリカや日本で忘れ去られようとしている"本来の看護実践"を"介護実践"として，看護職と並んで継承していく道を選ぶのが最も賢明である。そして，"本来の看護実践"を，看護・介護職ともに"本来のケアワーク実践"としてとらえ，新しく構築し直して進むのがベストの道であろう。
　「KOMI理論」はそのために存在している。
　看護・介護職が，ともに「KOMI理論」に基づく実践を展開することによって，ナイチンゲールが打ち立てたケアの本質は，日本の土壌のなかで蘇り，世界の範となることであろう。

第10章：日本における看護・介護論と「KOMI理論」との比較研究

1．日本における看護論の概観

　日本人によって著わされた看護論には，どのようなものが存在するのだろうか？
　日本の看護師たちが，アメリカ看護論の吸収にエネルギーを注いでいたと同時期の1970年代以降，日本人の看護師によって編まれた看護論は，実は多数存在するのである。それらの多くは，自己の看護実践を通して看護そのものや看護師の心の深部に迫るもので，たいへん優れた著作が多い。
　こうした「日本の看護論」の価値を認め，アメリカとの文化的比較をしながら考察したものに久間圭子の『日本の看護論』がある。久間はそのなかで「アメリカの看護学に理想の看護を学ぶのはよいとしても，他方では日本の現実の文化に即した，大多数の日本人が必要とするよい看護があるべき」[1]だと述べ，結論として「日本の看護論は，アメリカ的な"スマートな看護論"とは違った"現実のドロドロの看護"を実践してきた看護師たちの経験から生まれたものであった。それゆえに，日本の看護論には時代と国境を超えた看護の本質がひそんでいるかもしれない」[2]と考察している。
　久間は日本の看護論を，①死への看護論，②科学的看護論，③人間性の看護論，④社会の看護論として4つに分類しているが，筆者は日本で探求され，記述されたものを分類した場合，以下の3点にまとめるのが妥当だと考えている。

　①教科書や解説書の類いで，「看護とは何か」という概念を解説し，記述したもの。
　これらは，厳密に言って「看護論」とは呼べないが，「看護とは何か」というテーマについて解説されたテキストとして，もっとも多くの看護者に読まれている。

　②自己の「看護観」や「実践体験」を基盤にして，看護実践のなかにある本質部分を描こうとしたもの。
　この類いに属する看護論は，優れた実践家たちによって書かれているのが特徴である。その意味では，看護実践家の数ほどの「看護論」が存在しても不思議ではない。これらの看護論によって焦点化されたテーマは，"人間存在""看護師の感性""観察から見えるものの意味づけ""看護の深部構造""患者論"などであり，たいへん幅が広い。
　各々の看護論には，自己の看護者としての体験を通して見えるものが，一般化して述べられており，胸を打たれる文章も多く，看護の素晴らしさ，奥行きの深さを感じさせられる。しかし，これらは経験のなかから生まれたものとしての価値づけはできるものの，看護理論書としての形態や内容は備えていな

---

1) 久間圭子『日本の看護論——比較文化的考察』p. 3, 日本看護協会出版会，1998.
2) 同上書，p. 195.

い。むしろそれぞれの"看護観"が表現されたものと呼ぶべきであろう。

③看護理論として優れた構造と内容を有するもの。

このなかに入るのは，筆者の視点から見ると，ただ1冊だけである。それは薄井坦子による『科学的看護論』である。

『科学的看護論』は，「看護を科学的な方法論をもたない手探り的な実践に終らせてはならない」[3]とし，「本来的な意味での看護実践は，目的をもち，その目的に照らして対象をみつめ，予想を立てながら実践する方法論に裏打ちされていなければならないものである」[4]とする薄井坦子によって著わされた優れた看護理論書である。『科学的看護論』の目的論は，ナイチンゲール思想から取り出されており，ナイチンゲールの看護の定義をベースに構造化されている。あらゆる点で群を抜いて，他の看護論に勝っており，これは日本の看護界が生み出した誇るべき著作である。

2．『科学的看護論』と「KOMI 理論」との比較

筆者は看護師のライセンスをとって間もない頃，『ナイチンゲール書簡集』[5]に出会ったのがきっかけで，ナイチンゲール研究に取り組みはじめたという経緯を持っている。その頃にはまだ『科学的看護論』は世に出ていなかった。その後，東京都主催の看護教員養成研修会（6ヵ月課程）に通っていた時に，初めて『科学的看護論』の存在を知った。看護は明確な科学的思考のもとに展開されると知った時の感動は今でもはっきりと覚えている。その意味で筆者は，ナイチンゲール研究者であり看護学者である薄井坦子教授の理論を学んで育った世代である。ナイチンゲール思想の不明なところは，直接薄井教授のご指導を受けたこともあった。そうして，自己のナイチンゲール研究を推し進めてきたのである。

さて，ナイチンゲール思想から編み出された『科学的看護論』と，筆者が構築した「KOMI 理論」は，ナイチンゲール看護思想の"看護の定義"を共有しているがために，ある面できわめて類似した理念と内容を持つことになった。

では『科学的看護論』が存在する日本のなかで，はたして「KOMI 理論」は必要なのだろうか？　また「KOMI 理論」と『科学的看護論』との相違点はどこにあるのだろうか？

筆者は，『科学的看護論』の理論展開に学びつつ，『科学的看護論』では触れられていないテーマを，日本の臨床の実態と自己の臨床的発想から導き出そうとしてきた。結果として「KOMI 理論」は，いくつかの点で明らかに『科学的看護論』とは異なるものであり，かつ『科学的看護論』が対象としていない「介護臨床」をも対象にして，現代的なケアワークの課題を解決すべく構成されている。

ここでは，『科学的看護論』と「KOMI 理論」とを対比させながら，「KOMI 理論」の特質を浮き彫りにしていく。

3）薄井坦子『改訂版　科学的看護論』p. 13，日本看護協会出版会，1978．
4）同上書，p. 13．
5）F・ナイチンゲール著，浜田泰三訳『ナイチンゲール書簡集』山崎書店，1964．

(1)『科学的看護論』の構造と理念

『科学的看護論』の構造は,「目的論」「対象論」「方法論」から成り立っている。こうした確然とした構造を持つ看護論は,多くのアメリカ看護論を見回してみても皆無であり,これが『科学的看護論』の優れた点の1つである。

その理由について薄井は次のように述べている。

「看護実践は明確な一貫した目的意識をもった実践である。したがって本来的な意味での看護実践は,目的をもち,その目的に照らして対象をみつめ,予想を立てながら実践する方法論に裏打ちされていなければならない。(略)

さて,目的意識をもった実践は,看護に限らずすべて,対象→認識→表現という過程的構造をもっているのであるから,学問の体系としては,対象についての理論,認識についての理論,表現についての理論が相互の連関において構築されることを必要とする。すなわち,どのような対象に(対象論),どのような意図で(目的論),どのようにして展開するのか(方法論)を含んでいなければならない。そして,個別科学としての看護学は,この三つの柱に,看護の特殊なあり方,つまり看護の独自性を一般化して示すものでなければならない。」[6]

この意図にそって構成された『科学的看護論』は,ナイチンゲールの看護思想から看護一般論を取り出し構造化しているので,以下に"目的論""対象論""方法論"の順に略述する。

①看護の目的論

『科学的看護論』では,看護の定義をナイチンゲールの『看護覚え書』から引き出し,「看護とは,生命力の消耗を最小にするように生活過程をととのえること」と規定した。

ナイチンゲール思想から,看護の目的が明確に抽出されたのは,『科学的看護論』において初めてのことであった。その意味でナイチンゲール思想は,世界に先駆けてどの国よりも早く,日本において薄井坦子によって考究されたことになる。

②看護の対象論

「看護学における対象論は,看護実践に役立つ人間論として展開する必要がある。」[7]

「看護のための人間論を構築するためには,人間が生きかつ生活しているという具体的な事実から抽象した本質的なあり方を前提にすえて個々の生活現象を見つめられるようにすることが大切だということになろう。」[8]

上記のような視点から『科学的看護論』では,人間を「生物体」と「生活体」の統一体としてとらえ,「生物体」である人間は「精神面」と「物質面」で構成されているとした。さらに生活現象一般を12の構成要素に分析し,生命を維持する過程として,ⅰ:循環,ⅱ:呼吸,ⅲ:体温を,そして生活習慣を獲得し発展させる過程として,ⅳ:運動,ⅴ:休息,ⅵ:食,ⅶ:排泄,ⅷ:衣,ⅸ:清潔を,さらに社会関係を維持発展させる過程として,ⅹ:労働,ⅺ:性,ⅻ:環境を配置した。それぞれの生活現象項目は,「精神面」と「物質面」とに区分され,個別の対象

---

6) 薄井坦子『改訂版 科学的看護論』p. 13〜14, 日本看護協会出版会, 1978.
7) 同上書, p. 30.
8) 同上書, p. 31〜32.

として見つめていくのである。

次に、対象の特殊な状態をとらえるにあたっては、対象に健康上の問題を生じさせる諸条件として、次に挙げる4点が考え出され、これらのさまざまな条件の組み合わせが対象の特殊性を決定するという。

ⅰ：健康障害の種類、ⅱ：健康の段階、ⅲ：発達段階、ⅳ：生活過程

この視点が「対象論」の中核になるものである。

③看護の方法論

対象が抱えている看護問題を解決するためには、「患者のなかにどのような矛盾がひそんでいるか、どうかかわることが矛盾を解決することなのかという思考のプロセスを経た実践に裏づけられて」[9]いなければならないというのが、方法論の骨子である。そして"弁証法"と"認識論"をベースにして、対象のなかにひそむ矛盾を発見し、取り除き、評価していくという一連の看護過程を展開するのである。

看護過程の展開にあたっては、ナイチンゲールの言葉である「看護婦は自分の仕事に三重の関心をもたなければならない。ひとつはその症例に対する理性的な関心、そして病人に対する（もっと強い）心のこもった関心、もうひとつは病人の世話と治療についての技術的（実践的）関心である」[10]という文章を土台にして、第一の関心→第二の関心→第三の関心を抱き、問題点の解決の方向性を見出していくように思考し、実践する。

さらに、対象の認識や主観に働きかけるためには、再度ナイチンゲールの言葉「この世の中に看護ほど、無味乾燥どころかその正反対のもの、すなわち自分自身はけっして感じたことのない他人の感情のただなかへ自己を投入する能力を、これほど必要とする仕事はほかに存在しない」[11]というテーマを主軸にしたコミュニケーション技法を駆使する。

この段階で活用するのが、アメリカの精神科看護領域で開発された「プロセスレコード」（看護過程分析表）[12]である。「プロセスレコード」は、相手の認識を探り自己のかかわりの質を分析する方法として編み出されたもので、優れた学習方法の1つである。『科学的看護論』の方法論においては、この「プロセスレコード」（看護過程分析表）を用いて事例検討をすることによって、事例が持つ構造を解き明かし、適切な看護を見出していこうとする方法を確立しているようである。

さらに実践方法論においては、『科学的看護論』の本文中には記載がないが、最近になっていくつかのモデル[13]が開発されており、対象の状況や看護の場面状況などが見えやすいように工夫がこらされている。

以上、『科学的看護論』の概略を記した。

---

9) 薄井坦子・三瓶眞貴子『看護の心を科学する——解説・科学的看護論』p. 77, 日本看護協会出版会, 1996.
10) F・ナイチンゲール著, 薄井坦子他訳『看護小論集』p. 55, 現代社, 2003.
11) F・ナイチンゲール著, 湯槇ます・薄井坦子他訳『看護覚え書』p. 227, 現代社, 2000.
12) 日本で「プロセスレコード」と言われている記録用紙の原型は、アメリカの看護論者であるペプロウが開発したものが最初である。その後オーランドがペプロウの方式を改良し、さらにウィーデンバックの再構成法へと移行して今日に至っている。
13) モデルには「生命力アセスメントモデル」「健康状態モデル」「日常生活力アセスメントモデル」「家族の全体像モデル」「看護の原基形態モデル」「看護現象の構造モデル」などがある。

(2)「KOMI理論」がめざすもの

筆者はなぜ,新たにナイチンゲール思想をベースにした「KOMI理論」を構築したのか。

「KOMI理論」がめざすものを,あらためて以下にまとめてみる。

① 『科学的看護論』は1970年代に構築されたものであるがゆえに,現代の介護実践のテーマにはまったく触れていない。『科学的看護論』はまさに看護のための理論である。しかし,筆者が『ナイチンゲール看護論・入門』[4]を著わした時には,すでに「社会福祉士及び介護福祉士法」が制定され,看護職を取り囲むように介護福祉士たちが存在し,看護と介護はどのように協働して仕事をしていけばよいのかが問われる時代に入っていた。筆者はこのテーマに応えるには,ナイチンゲール思想を通して看護と介護を一体化させることが最も確かな道であると考えるに至った。

そこで両者の理念の共有を図るために編んだのが「KOMI理論」である。理論を現場で駆使する対象に明らかな広がりが見られること,この点が『科学的看護論』と「KOMI理論」の根本的な相違である。

② 「日本の国民に,今まで味わったことのない第一級の看護・介護を届けたい」というのが,筆者の長年の願いである。21世紀を迎えての高齢社会の訪れは,わが国にこれまでとは違ったケアシステムのあり方を要求しており,これまで以上に,良質のケアの必要性を訴えている。20世紀には妥当であった看護や介護の概念枠組みは,すでに通用しない時代になっているのである。新しく構築すべきケアシステムを支え,実現するには,堅固な理念の存在とそれを実践するための豊かな人材と,確かな「道具」が不可欠である。

「KOMI理論」は,理論展開の道具(KOMI記録システムと名づけられた一連の記録用紙)を完備している。その道具は保健・医療・福祉の連携と統合の時代に相応しいものとして完成しており,すでに多くの臨床で活用され,その有効性が実証されている。

③ 『科学的看護論』が編まれた理由について,薄井は「『科学的看護論』を著した第1の目的は,外野の学者たち,特に医師に対して看護理論を示すことにあった」[15]と述べている。

1970年代初頭のわが国においては,医師集団をはじめとする,他分野の学者たちを納得させることができる堅固な看護理論は存在しなかったからであろう。

結果として,『科学的看護論』は,日本の看護界から発信した初めての科学書として,内外の人々に大きな影響を与えたのである。

一方「KOMI理論」は,『科学的看護論』に学びつつ,その実践面を強化し,拡大し,実践者の裾野を広げることを目指して構築された。そして「KOMI理論」のばあい,その"目的論""疾病論""対象論""方法論""教育論""管理理論"のすべてにおいて,ナイチンゲール思想を継承するために,理論の基盤にナイチンゲールの言葉と思想を置いて,筆者が考える"本来の看護と介護"の姿を描こうとしたのである。

---

14) 金井一薫『ナイチンゲール看護論・入門』現代社,1993.
15) 薄井坦子・三瓶眞貴子『看護の心を科学する――解説・科学的看護論』p. 49, 日本看護協会出版会,1996.

それゆえに、「KOMI理論」は、『科学的看護論』には引用されていないナイチンゲールの言葉をふんだんに盛り込んだ文字どおり「ケアの実践書」となった。

それは明らかに『科学的看護論』が目指すものとは異なる性格を持つものであり、かつ『KOMI理論』はそのまま、ナイチンゲール看護思想を21世紀に向けて解き明かす「研究書」となったと考えている。

(3)「KOMI理論」の"理論的独自性"について

ここでは『科学的看護論』の内容をふまえたうえで、「KOMI理論」が持つ理論的独自性を列挙してみたい。

①看護・介護の"目的論"に関する独自性

「KOMI理論」では、『科学的看護論』には謳われていない看護・介護の定義として、以下の2つの文章を作成し、かつ「5つのケアのものさし」を立案して、どんな場面でも、また誰でもケアの方向性を見失わないように方向づけた。特に「5つのものさし」の存在は、初心者にも看護や介護の意味を理解させ、実践の方向性をとらえやすくすることに貢献している。

i：「ケア（看護・介護）とは、人間の身体内部に宿る自然性、すなわち健康の法則（＝生命の法則）が、十分にその力や機能を発揮できるように、生活過程を整えることであって、それは同時に対象者の生命力の消耗が最小になるような、あるいは生命力が高まるような、最良の条件を創ることである。」

ii：「ケア（看護・介護）とは、生活にかかわるあらゆる条件を創造的に、健康的に整えるという援助行為を通して、小さくなった、あるいは小さくなりつつある生命（力）の幅を広げ、または今以上の健康の増進と助長を目指して、（時には死にゆく過程を、限りなく自然死に近づけるようにすることも含まれる）、その人の持てる力が最大に発揮できるようにしながら、生活の自立とその質の向上を図ることである。」

iii：「5つのケアのものさし」
 （ⅰ）生命の維持過程（回復過程）を促進する援助
 （ⅱ）生命体に害となる条件・状況を作らない援助
 （ⅲ）生命力の消耗を最小にする援助
 （ⅳ）生命力の幅を広げる援助
 （ⅴ）もてる力・健康な力を活用し高める援助

上記ｉ～ⅲの定義とものさしは、看護者も介護者も同じ目的を共有し、看護であるもの・介護であるものを実現するための協働体制を創り上げるための基礎を築く。

②看護・介護の"対象論"に関する独自性

「KOMI理論」の対象論は、確かに『科学的看護論』の対象論の視点を継承し、独自に展開させたものである。継承した点は、人間を「生物体と生活体の統一体」としてとらえる視点であり、「生物体」をさらに「精神面」と「物質面」に分けて思考するという、その視点である。

しかし、KOMI理論独自の展開をするために、また看護・介護の働きをイメージ化しやすいように、「KOMI理論」では、人体を約60兆個の細胞を持つ「生命体」であるとの見方をしたうえで、人間の見方について、以下のような表現方法をとった。

【図21】対象論の全体像

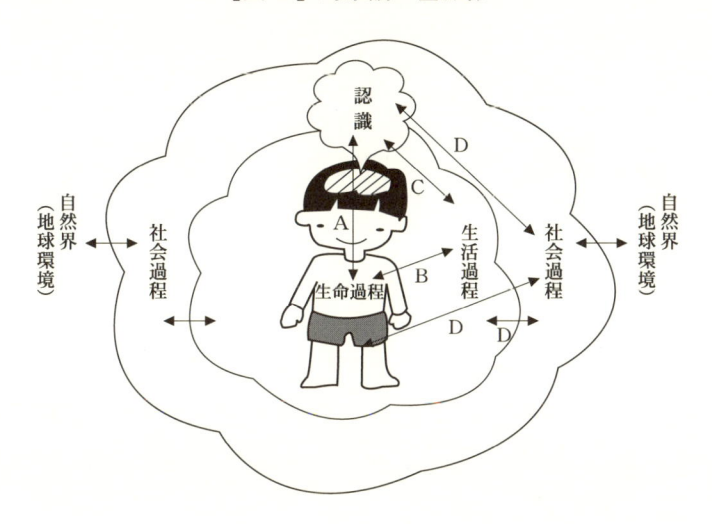

　人間は，「生物としての人間（限りない共通性）と，1人ひとり個性ある人間（限りない個別性）」[16]という性質を持つところにその特徴があるとし，この点をさらに具体的にするために「援助者が人間を見つめる時には，その人の身体内部の状況と，その認識のあり方との両方に，同時に関心を注がなければならない」[17]とした。さらに人間の特徴として，生命体の外側に「生活過程」を持っている（＝営んでいる）ことを指摘し，この生活過程のあり方が，認識過程と生命過程に影響を与えていくと解いて，3つの過程の絡み合いのなかから「不健康」や「病気」が生まれるとし，看護と介護の固有の働きは，"生活の処方箋を描き生活過程を健康的に整えることである"と規定した。

　そして，このテーマを視覚でとらえられるように，「生命過程＝身体面」と「認識過程＝認識面」と「生活過程＝行動面」の各々について，判定項目を作成したうえでチャート化したのであった。

　ここに至って，『科学的看護論』で解かれた「生物体と生活体の統一体」という視点と，「生物体」をさらに「精神面」と「物質面」に分けて思考するという視点は，KOMI理論的において新たな展開を見せるようになったのである。

　さらに，KOMI理論の対象論においては，「生命過程」「認識過程」「生活過程」に加えて「社会過程」と「自然過程」についても，その具体的な要素分析を行い，5つの構成項目のすべてにおいて，各々に関連する小項目としての要素を表示した。

　【図21】として，KOMI理論における対象論の全体像[18]を提示する。

　対象論の全体像はすべて平面上で各々の関係性を説いているが，この矢印によってさまざまな職種の役割特性なども説明しやすく，多職種との連携が必須になっているケアの現

16）金井一薫『ナイチンゲール看護論・入門』p. 62，現代社，1993．
17）同上書，p. 62．
18）金井一薫『KOMIチャートシステム・2001』p. 33，現代社，2001．

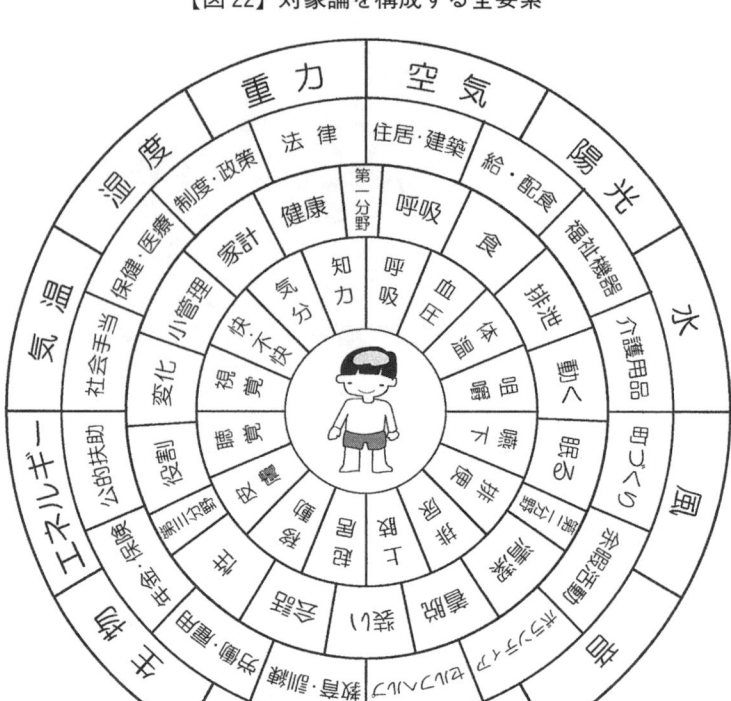

【図22】対象論を構成する全要素

場においては，こうした表示は有効となろう。

　Ａラインは，主に「医師」が診断と治療を行うのに活用するライン

　ＢラインとＣラインは，主に「看護・介護職」が生活の処方箋を描き，生活過程を整える実践を展開するのに活用するライン

　Ｃラインは，主に「心理療法士」がカウンセリングなどによって認識を整えるのに活用するライン

　Ｄラインは，「ソーシャルワーカー」が，その人らしい自立した生活過程が営めるように，社会資質を使った活動を展開するのに活用するラインである。

　【図22】は，すでに第4章の59ページに掲載したものであるが，現時点における「KOMI理論」の対象論を構成する全要素の一覧である。「認識面」の要素は，「行動面」の要素と同一のものとして思考し，「呼吸」から「健康管理」までの15項目を設定している。

　「KOMI理論」におけるこれらの構成要素は，基本的にはナイチンゲールの発想に学びながら思考したものであるが，結果として，人間が人間らしく生きるために必要不可欠のものとして設定しており，かつ当たり前の暮らしを実現するのに考慮すべき内容ともなっている。したがって，その人のQOLを判定するための「評価尺度」として活用できるものである。

　以上のように，「KOMI理論」の対象論は，『科学的看護論』の思考を継承しつつ，『科学的看護論』が踏み込んでいない部分を

強化し，さらに独自に変形させたものである。

③看護・介護の方法論とその実践的展開に関する独自性

「KOMI理論」における方法論は，先の「目的論」と「対象論」から導き出される。

つまり「方法論は，生活過程に生じた制限や不自由さに着目して，その人が自ら行えなくなった生活過程を，その人に成り代わって行うという筋道で援助していくことである。この場合，人体が用意している回復のシステムや生命のメカニズムが発動しやすいように思考しながら，最良の条件を生活過程のなかに創り出す。」

そうした実践を導きやすいように開発したのが，KOMI理論展開の道具である「KOMIチャートシステム」であり，2003年秋に完成したKOMIチャートシステムを含む4種類の記録用紙で構成される「KOMI記録システム」である。

『科学的看護論』と「KOMI理論」の学的構造の違いは，方法論とその展開システムにあるだろう。今や「KOMI理論」は，実践展開のための道具を整えた。それも看護者と介護者は同じ実践展開の道を歩むのであるから，道具は共有できるもので，かつ使いやすいものを用意したつもりである。したがって，「KOMI理論」をベースに開発した「KOMIチャートシステム」を含む「KOMI記録システム」は，初心者でも活用可能で，仕事の能率を進め，共同で容易に実践に活用できるものである。

このシステムは，今後のさらなる活用によって，ますます強化されていくはずである。

以上，『科学的看護論』と「KOMI理論」における"目的論""対象論""方法論"とを比較することで，「KOMI理論」の独自性と今日性を強調した。

「KOMI理論」には，このほかに"疾病論総論""教育論""組織・管理論"の3項目が，理論の構成要素として提示されている。これによって「KOMI理論」は，看護・介護実践の展開に必要なすべての項目を理論上において備えることになった。

3．日本の介護論の概要と限界

日本における介護の社会化は，高齢化率の上昇に伴う高齢社会が形成されるにしたがって，明確に形作られてきた。そして介護保険が施行されて，軌道に乗りはじめた今日では，「介護」という言葉は完全に市民権を得ているように思われる。

しかしながら，介護職が専門職業の1つに数えられて，専門教育が施されてはいるものの，学問・教育の世界においては，「介護の学的構造化」はなかなか進まず，その専門性を支える科学的根拠が確立されているとは言い難い。介護は相変わらず経験に支えられた仕事であり，介護者の人間性と情熱が問われている。こうした現状は，看護界の30年前（1970年代初頭）の状態と酷似している。いやそれ以上に介護の現場は非近代的である。介護福祉士が国家資格を持つ専門職となり，大学や大学院での教育も行われている現状において，1日でも早い学問の確立が望まれる。

そのための条件を整理するには，これまでにアメリカや日本の看護界でなされた取り組みが参考になるはずである。

つまり，介護を学問として整理するには，
①介護実践に明確な目的を設定し，その目的に照らして業務内容を整備すること
②介護の対象特性を明確にし，実践方法論を

樹立すること
である。

ところで，介護福祉士制度が制定された時期から15年が経過しているが，日本と同質の国家資格を持つ国が他に存在しない[19]ことから，介護学構築にあたっては，他国の現象がほとんど参考にならないことは明白である。その意味では，国家資格としての介護職を誕生させた日本において，介護の定義をしっかりと規定すれば，それが世界の範となる可能性がある。

ここでは，これまでの日本においてなされた業績を整理し，今後の方向性を探りたい。

「介護とは何か」という問いに答える文章に関しては，介護福祉士の誕生前後の時期から多くの研究者が関心を寄せているところである。しかし，今回あらためて関連の書籍を探ったが，意外に「介護とは何か」という文章そのものを書き記した人は少なく，介護福祉士制定の初期の頃に記述されたいくつかの文章が，繰り返し紹介されるという程度であった。

その定義を述べた文章を見ると，いずれも介護現象を表面的にすくい取り，表象レベルで説明するにとどまっていて，実践の本質に迫る著述はほとんど見当たらない。つまり学的構造を持つ堅固な介護論は皆無の状態である。

ここでは，(1)「介護とは何か」に応えた代表的な文章を紹介し，(2)介護論全体を概観しての考察を述べてみたい。

(1) 介護とは何かの表現をめぐって

介護とは何かという説明は，一般的に辞典の類いや「社会福祉士や介護福祉士養成のテキスト」のなかで盛んに行われた。それは介護という単語が比較的新しい日本語であることから，日本語の持つ意味内容や，いつから介護という単語が使われ出したかという点をめぐっての記述や説明が不可欠だったからだろう。介護職の自立は，このレベルで認識を統一するところから開始されたのである。

＊各種の辞典からの引用

「介護とは疾病や障害などで日常生活に支障がある場合，介助や身の回りの世話（炊事，買い物，洗濯などを含む）をすること」（社会福祉辞典，1974年）

「ある人の身体的機能の低下，衰退，喪失の場合におこる，生活上の困難に対して，身体的機能を高め補完する日常生活の世話を中心としたサービス活動を"介護・介助"という」（現代社会福祉辞典，1982年）

「介護とは，普通，障害などにより日常生活を営むのに支障のある人に対して，身辺の援助を行うことをいうが，看護，介助，お世話などと厳密に区別されることなく使われており，明確な定義はないといえる」（現代福祉学レキシコン，1993年）

辞典類からは，介護の機能は"身辺の援助""日常生活の世話"という解釈が一般的のようである。しかし，1976年編纂の『広辞苑』には，まだ介護という言葉が掲載され

---

19) 参考文献として，
　①京極高宣『日本の福祉士制度』p. 95〜112, 中央法規出版, 1998.
　②広井良典『ケア学』p. 185〜201, 医学書院, 2000.

ておらず，この言葉が国民のなかではほとんど使用されていないことを物語る時代背景のなかで，介護福祉士が養成される10年以上も前，1974年に編纂された社会福祉辞典においては，介護という言葉の説明があるという事実は，この時期の日本の社会福祉界では，介護という機能が重視され，それが日常語になっていたことをうかがわせるようで，たいへん興味深い。

＊介護の定義
「介護とは，健康状態がどんなレベルであったとしても，その人が普通に獲得してきたところの自立的生活に注目し，もし支障があれば"介護する"という独自の方法でそれを補い支援する活動である。」（中島紀惠子，1988年）

「介護とは，介護という"関係"のうえに成り立つ援助の行為表現をいう。健康や障害の程度を問わず，衣・食・住の便宜さに関心を向け，その人が普通に獲得してきた生活の技法に注目し，もし身の回りを整えるうえで支障があれば，"介護する"という独自の方法でそれを補うという形式をもって支援する活動である。」（中島紀惠子[20]，2001年）

「介護とは，心身の障害によって日常生活行動が自用困難になったときに，その人に代わって日常生活行動を援助する活動で，それは人の生命と生活活動を維持し，生きる力を援助する活動だといえる。」（小笠原祐次[21]，1995年）

「介護とは，1つの目的をもった生活援助行為である。その目的とは，高齢者や障害者が，各々の生命の質と生活のあり方にそって，自己の持てる力を十分に発揮して，自立した（健康的な）生活が送れるように，その生活過程（暮らし）を整えていくことである。」（金井一薫[22]，1998年）

「介護福祉とは，高齢者及び障害者（児）等で日常生活を営むのに支障がある人々が，自立した生活を営み，自己実現ができるように，対人関係，身体的・社会的・文化的生活援助，生活環境の整備等を専門的知識と技術を用いて行うところの包括的（総合的）日常生活援助のことである。」（西村洋子[23]，1999年）

「介護福祉は，単なる介護技術ではない。狭義の介護活動である"介助し，保護する"という概念から，要介護者の生活全体を視野に入れ，身体的，精神的，社会的諸条件を改善・修正し，家事などの間接的活動，社会資源を活用して利用者が自立生活を営めるようにする"総体としての生活支援活動"という概念までを，包括的にとらえる概念として把握することができる。」（岡本民夫[24]，1999年）

---

20) 福祉士養成講座編集委員会，新版社会福祉士養成講座14：『介護概論』p. 24，中央法規出版，2001.
21) 小笠原祐次『介護の基本と考え方』p. 123，中央法規出版，1995.
22) 大橋謙策監修，金井一薫他編著『高齢者・障害者の介護』p. 17，中央法規出版，1998.
23) 福祉士養成講座編集委員会，新版介護福祉士養成講座11：『介護概論』p. 40，中央法規出版，2003.
24) 岡本民夫・井上千津子編『介護福祉入門』p. 3〜4，有斐閣，1999.

介護の定義は，1988年に出版されたわが国初の社会福祉士養成テキストのなかで表現された，中島紀恵子の文章が，その後の多くの研究者によって引用されてきた。
　しかし「介護とは，介護という"関係"のうえに成り立つ援助の行為表現をいう」とか「介護は身の回りを整えるうえで支障があれば，"介護する"という独自の方法で，それを補い支援する活動」と位置づけられた文章には，介護そのものについての説明は一言も記されてはいないのである。
　介護の概念が一般に通じるように記述されているのは，1995年に著された小笠原祐次のものと，1999年の介護福祉士養成テキストに記載された西村洋子のものだけである。
　小笠原は介護を「日常生活行動が自用困難になったときに，その人に代わって日常生活行動を援助する活動」と規定し，また西村は「自立した生活を営み，自己実現ができるようにするための，包括的（総合的）日常生活援助」と述べている。
　しかしながら2人の文章は，いずれも"介護は自立を助けるための日常生活援助である"と規定してはいるものの，なぜ介護は日常生活援助を行う専門職なのか，また，どのような目的で，どのように行えば専門職たりうるかという問いへの答えは，残念ながらその著述全体のなかにおいても見出せない。
　介護論は，本来，介護実践に目的を与え，その目的に照らして対象を見つめられるように導くものでなければならない。ところが現在の福祉界では，社会における介護の必要性や介護職の役割や介護のあり方ばかりが強調され，また，介護職が創設された経緯や制度の仕組みなどは繰り返し説かれてはいるが，介護実践の本質や原理に迫るような学的探究の気配は，まだほとんど感じられないのが現状である。

(2)日本の介護論の限界と課題
　介護の本質を明らかにしようという動きは，それでもまったくないわけではない。『介護の本質』[25]とか『新・介護福祉学とは何か』[26]というタイトルの著作も出版され，介護を本質的に問う動きはあるが，そうした類いの著作は，ほぼどれをとっても1人の著者が書き著わしてはいない。数人の著者がテーマを分担して書いており，そうした著作においては，どうしても論理に一貫性を持たせるのは困難で，全体として内容が散漫になり，読んでいても手ごたえがない。1人の著者が自身の論理を展開したものでなければ「介護論」とは言えないだろう。
　そういう傾向が強い福祉界のなかで，ケアや介護に関する提言や発言として，いくつか手ごたえのある著作に出遭った。それは広井良典の『ケア学』[27]であり，大川弥生の『目標指向的介護の理論と実際』[28]である。
　科学哲学分野から提言した広井の『ケア学』は，「ケアというきわめて多面的な広がりと，さまざまな奥行きをもった営みをめぐる探究」[29]の書であり，医療と福祉のみならず，ケアに関連する諸現象を21世紀の眼で見つめて分析している点，さらに多くのデー

---

25) 井上千津子編『未来に語り継ぎたい介護の本質』未来社，1999.
26) 一番ケ瀬康子監修，日本介護福祉学会編『新・介護福祉学とは何か』ミネルヴァ書房，2000.
27) 広井良典『ケア学』医学書院，2000.
28) 大川弥生『目標指向的介護の理論と実際』中央法規出版，2000.
29) 前掲書27），p. 7.

タによる社会の諸現象に対する解釈は，読者の視野を広げ，同じ問題意識でケアに取り組む姿勢の重要性を教示してくれる。

また，リハビリテーション医学が専門の大川の『目標指向的介護の理論と実際』は，介護実践が目指す方向を，迷いなく提示している。それは対象者が持つ能力を見きわめ，介護技術に科学的な視点を付与するのに役立つ。本書には本来の介護実践が目指す具体的姿が描かれているので，介護現場の混乱した現象を解消してくれるだろう。

そのほか，現在の福祉界には，優れた実践書や体験記やケアマネジメント理論など多数あるが，これらは介護活動の一部の領域についての理論や記述であって，「介護の原理」そのものを著わした書ではないので，本論文では取り上げない。

さて，これまで見てきたように，介護の世界における「介護論」の構築という作業は，まだ端緒についたばかりである。日本で介護という言葉が一般的に使われるようになったのは，1963年制定の老人福祉法においてであると言われている。まだわずか40年の歴史しか持たない介護という世界で，その機能を単独の学問として位置づけるのは，きわめて困難な作業である。

しかし，介護という機能が独立した背景には，日本独自の文化や社会現象があったわけで，決して介護が突然に姿を現わしたのではない。その意味では，介護を取り巻く諸学問のなかで，最適な理論を活用して「介護機能の原理化」を図るのが最も自然で確かな道であろう。

筆者は看護論を構築してきた立場から，まさに介護は看護と同質の実践であると考えた。そこから看護・介護論を形成していく道を選んだのである。

KOMI理論のなかでの介護の定義は，前述の「介護の定義」で紹介したように，これまで「介護とは，1つの目的を持った生活援助行為である。その目的とは，高齢者や障害者が，各々の生命の質と生活のあり方にそって，自己の持てる力を十分に発揮して，自立した（健康的な）生活が送れるように，その生活過程（暮らし）を整えていくことである」と規定してきた。

上記の定義は，高校生向けのテキストに著わしたものであり，定義構築に至るまでの思想的背景をすべて省いているため，必ずしも筆者の意を尽くしていない点があるが，ここで最も強調したかったことは「介護とは目的を持った生活援助行為である」という点である。介護者が介護実践の目的を見失ったままでは，たとえ多くの経験を重ねても，それらの行為を"介護そのもの"に導くことは困難で，人生のエネルギーの多大な損失になってしまうからである。逆に介護に目的が見えてくれば，実践が持つ意味を見出し，たとえそれがどんなに小さな行為であっても"介護そのもの"になるという確信が抱けて，自信を持つことができるのである。現在の介護者に必要なものは，この「自己の介護行為の意味づけ」である。

目的が見えたならば，その目的に合わせて対象を把握し，目的にそった実践が展開できるようにシステムを整えることである。

さて，ここに至って論理の展開は，本論文の出発点に立ち戻ることになる。現在，介護界のなかにある介護論構築へのニードは，かつて看護界が必死になって求めていた看護論構築へのニードと，まったく同質のものだからである。

「KOMI理論」は"現代介護論"として，また"介護の本質"を解くものとして，十分

に福祉・介護界のニードに応えることができると確信する。

第11章：看護・介護臨床における「KOMI 理論」の活用実態と今後の課題

「KOMI 理論」は実践理論である。

そうであるためには，「KOMI 理論」は現場で活用されて初めて，その役割を果たすことになる。

理論と実践のつながりについて，かつてナイチンゲールは次のように述べたことがある。

「理論というものは，実践に支えられているかぎりは大いに有用なものですが，実践の伴わない理論は看護婦に破滅をもたらすのです」[1]と。

ナイチンゲールの指摘どおり，それほどに理論の功罪は大きいのである。しかしながら一般的には，理論ならどんなものでも有効であるはずだと考えられているし，またどんな理論も臨床を豊かに導いてくれるものだと信じている人は多い。

しかし，看護・介護のような実践分野においては，現場で活用できない理論は，理論としての意味を持たないばかりか，看護・介護職の専門性を破滅させるほどのマイナス効果があるということを，この際，深く考えてみる必要がある。

「KOMI 理論」は筆者が提唱してから7年が経過しようとしている。そろそろ，「実践理論」としての真偽が問われてくる時期である。そこで本章において，可能なかぎり「KOMI 理論」を検証してみることにした。

1．病院・施設における「KOMI 理論」の活用実態

これまで「KOMI 理論」は，マスコミを通じて紹介されたことがほとんどない。筆者が主催する約100時間のセミナーにおいて，理論と活用法について学んだ方々が，口コミで人から人へと伝えてくださっているにすぎない。しかし，そうした状況下において，日本の各地で「KOMI 理論」と「KOMI チャートシステム」を活用して，現場を動かしはじめている人々が増えていることは確かな事実である。

とはいえ，日本全体の看護・介護現場における具体的な「KOMI 理論」の活用実態についての正確な情報は，今の筆者の立場ではつかみようがない。筆者が知りうる情報は，「臨床に適用させたいので相談したい」とか「ここまで適用させたが，今後はどうしたらよいか」とか「電子カルテに連動させる具体的手段はあるか」などの，具体的問い合わせがあった病院や施設からのものに限られている。あるいは「KOMI 理論学会」において発表された内容や，人伝えや雑誌文献等を通して知りえた情報を通して，全体を推測しているにすぎない。

このように全国を隈なく，かつ正確に把握

---

1) F・ナイチンゲール著「看護婦と見習生への書簡」，湯槇ます監修『ナイチンゲール著作集 第3巻』p. 395, 現代社, 1977.

することはできない現状ではあるが，筆者が入手している情報だけを見ても，病院の看護部や福祉施設において，さらには地域ケアの場において，「KOMI 理論」と「KOMI チャートシステム」を取り入れて，病院中の患者ケアや利用者に向けてのケアを展開しているという現場は，北海道から九州各県に至るまで，全国各地に存在することもまた事実である。

こうした病院や施設などでは，「KOMI 理論」導入から実践展開に至るプロセスのなかで，それを推進しようと考えた人々が味わった苦労は並大抵のものではなかったようである。彼女たちのほとんどは，数年という長い歳月にわたって，弛まぬ"努力と熱意と辛抱と信念"を持ちつづけ，幾重にもわたって押し寄せてくる多くの困難を乗り越えて進んできた。そうして最近ようやく，「KOMI 理論」でケアを展開するという状態を味わっているのである。

本稿では，「KOMI 理論」展開の病院や施設を，あますところなく紹介することは不可能であるので，最近の雑誌文献から，1施設だけを紹介することにする。

それは「大分県立病院」での試みである。この記事は，『看護』(2003 年 12 月号)——特集：看護理論の臨床活用——に掲載された。本雑誌の特集で編集者が選んだ理論は，①ロイの適応モデル，②オレムのセルフケア理論，③ KOMI 理論，④カルガリーの家族看護モデルの4理論である。誌上では，それぞれの理論を取り入れて展開している病院が紹介され，そこでの活用実態が記述されている。

「大分県立病院では，各病棟が対象に合わせて種々の看護理論を選択的に導入していた。そのなかで最も支持されたのは KOMI 理論であり，看護の視点が共有され，質向上や患者満足度等，成果を上げている」[2] と記載されている。当病院が選択的に導入した理論は，①ヘンダーソン，②ロイ，③オレム，④ペプロウ，⑤ KOMI の 5 つである。

大分県立病院がそうであったように，日本全国の病院看護部の大半は，これまでにさまざまな看護論研修を企画し，実践に導入しようと試みた経験を持つ。そうした経過を通して，最近になってようやく「KOMI 理論」に行き着いたというところは少なくない。

とにかく，大分県立病院では今，看護部を挙げて，「KOMI 理論」に全面的に取り組みはじめている。

「2000 年度には（KOMI 理論を用いての）日本看護協会学会の研究発表 16 題，雑誌の投稿 5 題など，実践を発表する者が急に多くなり，その後もその数は増えてきている。ある病棟ではアセスメント用紙に KOMI 理論の枠組みを使用し，看護計画も目標思考型で立案して，生活の処方箋を見事に描いている（カッコ内は筆者挿入）」[3] と看護部長は述べている。

上記の雑誌の企画にもあるように，21 世紀に入ったわが国の看護界においては，過去 30 年間にわたる実践のなかで導入した，アメリカ看護理論の実践的成果に関する評価を行わなければならない時期に来ているようで

---

2) 安東和代・志賀寿美代・小野千代子「"ケアのものさし"でケアを見極める」看護，第 55 巻第 15 号，p.53.
3) 同上書，p.55.

ある。そこでは日本の文化と風土に馴染むものが請われはじめている。また，20世紀末からのケアシステムの大幅な改革によって，これまでと同じ思考では，病院は生き残れないという実感を味わっている看護者たちは，質の高いケアを提供することを第一に考え，合わせて看護・介護職が共有できる理論導入の姿勢を打ち出している。

そうした一連の動きのなかで，結果として，日本の臨床を支える実践理論としての「KOMI理論」が，徐々に選択されつつあるように思われる。

2. 文献検索を通して「KOMI理論」を検証する

「KOMI理論」が現時点で具体的にどのように活用され，どのように臨床的効果をあげているかを検証するには，これまでに発表された論文を手がかりに考察するのが，もっとも確かな方法であろう。

以下に具体的な結果を得たので報告する。

(1) 検索したソース：医学中央雑誌刊行会に集録されている全雑誌
(2) 検索した年度：過去7年間（1997年～2003年）。これは筆者が「KOMI理論」を提唱してきた期間に相当する。
(3) 検索したキーワード：「KOMI」「KOMI理論」「KOMIチャート」
(4) 結果と考察
　①検索された論文数：129編
　②発表形態（全129編）
　　・学会論文：39編（30％）
　　・雑誌論文：84編（65％）
　　・研究集録/報告：6編（5％）

　③論文の種類（全129編）
　　・原著論文：45編（35％）
　　・会議録　：40編（31％）
　　・解説　　：36編（28％）
　　・一般　　：8編（6％）
　　ⅰ学会発表論文（39編）の内訳
　　・原著論文：18編（46％）
　　・会議録　：17編（44％）
　　・一般　　：4編（10％）
　　ⅱ雑誌論文（84編）の内訳
　　・原著論文：24編（29％）
　　・会議録　：22編（26％）
　　・一般　　：4編（5％）
　　・解説　　：34編（40％）
　　ⅲ研究集録/報告論文（6編）の内訳
　　・原著論文：4編（67％）
　　・会議録　：2編（33％）

　④発表年代
　　・2003年：13題（年度の途中であり，完全な数ではない）
　　・2002年：25題
　　・2001年：22題
　　・2000年：23題
　　・1999年：10題
　　・1998年：18題
　　・1997年：10題

以上のように，過去7年間に検索された論文数は129編であった。

「KOMIチャート」が誕生したのは1996年であり，「KOMIチャートシステム」が誕生したのは1999年である。そして筆者が「KOMI理論」を世に提示したのは1997年であるから，研究者や実践家らによって作成された研究論文は，「KOMI理論」や「KOMIチャートシステム」誕生とほぼ同年代から存在しているのがわかる。

発表論文数は2000年に入って20題を超えており，今後もおそらく増えつづけていくことが予想される。

さらに，発表されたテーマを「シソーラス用語」をもとにまとめてみると，最も多かったのは「看護アセスメント」であった。それは「KOMIチャート」がアセスメントのために創られた「生活過程判定チャート」だからであろう。

「KOMIチャートシステム」が世に出たあとに発表された論文では，「介護サービス計画」「患者ケア計画」「ケースマネジメント」という用語が出現している。

また，「KOMI理論」や「KOMIチャートシステム」がどのような領域で研究として使われているかを見ると，以下のような結果になった。

＊「KOMI理論」や「KOMIチャートシステム」が研究として活用された領域
- 外来看護・退院指導
- 緩和ケア・ターミナルケア・癌看護
- 手術後ケア・手術室看護
- 透析ケア・腎不全患者ケア
- 小児看護・新生児ケア
- 重症心身児ケア
- 神経難病患者ケア
- ストーマケア
- 精神科看護・統合失調症ケア・精神科リハビリ
- 老人看護・認知症ケア・老人歯科ケア
- リハビリテーション看護
- 心臓病患者ケア
- 緑内障・視覚領域のケア
- 不眠症ケア
- 看護記録・看護過程・患者ケア計画
- 看護教育・実習指導
- 介護教育・介護過程
- 地域ケア・在宅介護・在宅医療
- 訪問看護ステーション
- 介護保険・介護支援専門員
- その他

このように，「KOMI理論」や「KOMIチャートシステム」の活用範囲は広く，したがって，筆者の第1の仮説である「KOMI理論はどのような領域でも研究・活用できる」という内容は，検証されつつある。

また，「KOMIチャート」がどのように活用されているかを見ると，そのほとんどが「アウトカム評価」「看護の質の評価」「QOLの実現」のためであった。この点は，「KOMIチャート」の判定項目は「評価尺度」であると提起してきた筆者の思惑どおりである。要するに「KOMIチャートは研究の道具として活用できる」という，第2の仮説も検証されつつある。

3．「KOMI理論学会」（第1回～第7回）集録を通しての考察

「KOMI理論学会」は，1997年1月に発足した「KOMI理論研究会」を母体とする学会であり，現在会員数850名を超える団体である。

1997年を第1回とし，その後毎年1,000名規模の学会を開催して今日に至っている。第7回までの学会では，「分科会」は設けられておらず，会場となった「ホール」に全員が一同に会して視聴するという形態がとられた。したがって，学会で発表された演題そのものは，数の点では多くはない。毎年「指定演題」として2～3題，さらに「一般演題」として4～5題が挙がっている。残りの時間は「基調講演」「特別講演」「シンポジウム」などが，年度によってさまざまに企画され

た。

　2004年度からは学会の形態が変わり，14〜15の分科会が持たれる予定なので，今後は演題数が急増するものと予想されるが，本稿では，過去7年間に発表された演題を中心に，その内容分析を行なったので，ここに結果を述べて考察を行なう。

①7年間に発表された演題数：48題
②「48題」の内訳：
　a．看護臨床に関する研究：26題（54％）
　b．介護臨床に関する研究：8題（17％）
　c．看護・介護両分野に関する研究：7題（15％）
　d．看護・介護教育に関する研究：7題（15％）
③発表者の職種名の内訳：48名
　a．看護師：37名（77％）
　b．介護福祉士：8名（17％）
　c．社会福祉士：3名（6％）
④発表内容の特徴：
　a．「KOMI理論」と「KOMIチャートシステム」を活用して，患者・利用者への臨床的かかわりをケアの視点で展開し，患者・利用者の状態にプラスの変化をもたらしたもの（13題）
　b．看護・介護実習における「KOMIチャートシステム」活用の有効性に関する研究（7題）
　c．「KOMI記録システム」「KOMIチャートシステム」の開発に関する研究（5題）
　d．「KOMIチャートシステム」を組織全体に取り入れてみての効果についての研究（4題）
　e．ある疾病を持つ患者・利用者の集団特性を「KOMIチャート」を活用して描き，その集団に対するケアの方向性を探る研究（3題）
　f．「KOMIチャートシステム」を活用して，急性期ケアに関する看護方式の開発研究（4題）
　g．「KOMIチャートシステム」と他のアセスメントツールとの比較研究（4題）
　h．多職種との連携のあり方に関する研究（2題）
　i．「KOMIチャート」と介護認定調査に関する研究（2題）
　j．子どもの「KOMIチャート」の開発研究（1題）
　k．手術室看護記録の開発（1題）
　l．「KOMI理論」を活用した退院パンフレットの作成（1題）
　m．電子カルテに対応できる「KOMIチャートシステム」の開発（1題）
　　　　　　　　　　　　　合計：48題

　以上の内容を見ると，これまで学会に発表された研究内容は，そのテーマが多岐にわたっていることがわかる。「KOMIチャートシステム」は単一の記録様式であるにもかかわらず，病院におけるあらゆる部署が活用を開始しており，福祉施設や教育現場での活用も活発化してきている。このことは，「KOMIチャートシステム」が，ケアの現場ならばどこでも活用可能であること，さらに加えてケアの質の向上に有効なことを証明している。この結論は，前節で述べた内容と同じである。

　また，「KOMI理論学会」の会員は，多職種から成り立っていることから，発表者は看護師のみならず，介護福祉士や社会福祉士も含まれているのがわかる。この事実は，「KOMI理論」および「KOMIチャートシステム」が，多職種によって活用されている実態を浮き彫りにしている。まさに「KOMI理論」および「KOMIチャートシ

ステム」は，保健・医療・福祉の連携と統合に適した理念とツールであることが実証されているのである。

さらに，看護・介護臨床と教育研究以外の研究テーマも多く，多彩な内容構成になっている。これは「KOMIチャート」および「KOMIチャートシステム」が，看護・介護研究の道具として認知されていることを表わしている。

特に明記しておきたいのは，e項に該当する研究に属するのであるが，「KOMIチャート」を活用して「KOMIの認知症スケールとスタンダードケアプラン」が開発され，「KOMI理論学会」において全体像が発表されたことである。この研究によって，認知症と診断された方々へのケアが，「KOMI理論」の理念にそって展開される可能性が拓かれたのである。これは画期的な研究の1つである。この研究手法は，目下「精神障害者」を対象とした研究に応用されている。

また，2003年の第7回学会においては，急性期ケアに活用できる「ケアリングシート」と「治療展開シート」それに「場面シート」が開発されて発表された。これによって，「KOMIチャートシステム」を含む4種類の記録用紙からなる「KOMI記録システム」は，あらゆる領域をカバーできる記録様式に成長したのである。

これまでは看護・介護現場では，病気や疾病に対して医学モデルが深く浸透している現実があり，本来の看護や介護の姿を具現化できないでいた。しかし今では「KOMI理論」をベースに実践を見直し，さまざまなアイディアを形にしながら，急性期ケアや慢性期ケアに変化を起こそうという動きが本格化したことによって，今後は本来のケアワークが具体的な形を現わしていくものと期待できる。

さらに2003年度第7回の学会においては，電子カルテに対応できる「KOMI記録システム」構築への足がかりが示され，「KOMI理論」の世界はますます広がり，発展の兆しを見せている。

「KOMI理論学会」の内容が，大々的に報じられることはないので，一般的にはその優れた側面が認知されないのであるが，"看護・介護実践とは何か"をこれほど真っ向から示している学会は，他には存在しないのではないかと自負している次第である。

4．「KOMI理論」の今後の課題と展望

本論文において，筆者は「KOMI理論」を看護・介護原理論として位置づけ，その理論体系の全体像を提示した。全体の骨格と内容は出来上がり，完成段階に入っている。

本論文で提示した「KOMI理論」は，ナイチンゲール思想を土台にすえて構造化し，内容を構成している点で，ナイチンゲールは看護界の人であると考えてきた福祉・介護職にある人々にとっては馴染まない表現や違和感が多々あったであろうと想像する。しかし，保健・医療・福祉職相互の仕事に対する偏見や誤解を取り外しつつ，ケアワークの出発点に立ち戻り，本来のケアワークのあり方を明確にイメージするためには，まずは歴史から事実を学ぶことを大事にすべきであると考えて位置づけたのが，「KOMI理論」の内容なのである。

何と言っても40年程度の歴史しか持たない日本の介護職の世界を，大学においても教えうる学問として位置づけようというのであるから，白紙状態で一からスタートさせるのではその完成はおぼつかない。その点，同じように苦難の道を歩んできた日本の看護職と看護学構築の歴史から学ぶことは多いはずであり，有益であろう。看護職も30年前まで

は，現在の介護職と同様に，実践を科学にするためにはどうすればよいかを模索していたし，実践を導く理論の誕生を待ち焦がれていたのである。しかしその看護職は，今では完全にアメリカのありようを模倣しようとしており，実践の足場は揺らいでいる。

新たに学問を創造しようという介護職と，看護の方向を見失っているように思われる看護職が，求めているものや方向性は同じであると指摘したい。介護職は看護職の失敗の歴史から学び取るものがあるはずである。また看護職は，今こそ見失ってしまった本来の看護の姿を取り戻すべき時期に来ているのである。

結果として，「KOMI理論」においては，看護と介護は同根の歴史を持ち，同じ理念のもとで協働して仕事をしていくことが最も望まれている職種であると位置づけられた。

したがって，本論文中に看護に関する記述が多くあるからといって，それは決して看護職に偏って論じられたものではないことは納得していただけるであろう。本論文が福祉・介護職にとって価値あるものと認識されるまでは，ある程度の時間が必要であろうと思われる。

一方，看護職にとっては，明日からの臨床実践と教育実践に直接役に立つ内容になっているはずである。看護本来のあるべき姿を見失い，混迷しつづけている実践現場にあって，本物のケアを求めている多くのナースたちには，本論文は必ずや役立つことと思う。このことは，本章で明らかにした「KOMI理論」の活用実態が証明している。

文献検索の結果，今日では広範囲に及ぶ臨床と教育の両領域において，看護職が中心になって積極的に「KOMI理論」を活用し，また「KOMIチャートシステム」を実践と研究の道具としても役立ててくれている姿が浮き彫りになったことは，筆者にとって大きな励みになった。この実績が評価される日は，間もなく来るであろう。

さて今後の課題は，ここから生まれてくる。

つまり，現在まだまだ微力ではあっても，看護職がKOMI理論を積極的に学び，活用し，臨床を変革するためにエネルギーを注ぎ込んでいるその現場のなかに，福祉・介護職がどこまで合流できるか，または合流する土台を構築できるか，これが今後の大きな課題なのである。

今後は，介護を含む福祉界においても，実力ある人々によって「KOMI理論」の積極的な実践と活用さらには研究がなされていけば，わが国における保健・医療・福祉の連携と統合の世界は，何なく実現していくであろう。筆者はそのための努力を惜しまないつもりである。

最後に，本論文で「KOMI理論」の全体像を提示することができたことは，筆者の望外の喜びである。今後ますます「KOMI理論」は多くの実践者たちによって多彩に活用され，検証され，見直しが行われていくことであろう。また同時に，理論としての「KOMI理論」は，多くの看護・介護学者の方々から，ご批判やご助言を賜ることになるだろう。

本論文の使命は，新世紀に向けて展開されるわが国の看護・介護両実践のために，より完成された"実践理論"を，「KOMI理論」として誕生させることにある。

すべては，ここから発することになる。

おわりに

　人類は今，歴史上体験したことのないケアの時代を生きようとしている。

　高齢社会は，"長生きがしたい"と長年人類が望んでいた希望の具現化である。

　しかし，いざそういう時代が到来してみると，長生きができることは，必ずしも幸せな社会に生きるということではないのだと知ることになった。長生きを支える社会の仕組みは，まだ整っていない。

　新しい時代は，多様性と個別性を重視する社会を目指している。そういう時代にあっては，人は絶えず何かを求めて動き，探しまわり，焦り，競争し，落ち着かない。

　しかし考えてみる。人間の社会には，何時(いつ)でも変わらずにあるもの，変化しない存在，ゆるぎなく存在するものがあるはずだと……。むしろ，人間社会には，変わらないものの存在のほうが，はるかに大きく，ゆったりと流れているのではないか。

　本論文は，ケアの時代を迎えたわが国が，かつてない新しいシステムを創造しようとして奔走している状況のなかで，時代や文化の変化に惑うことなく存在するものを探し求め，それを明文化しようと試みたものである。ケアの根底に変わらずにあるものを「ケアの原形」または「ケアの原理」と名づけて，これからのケアワーク（看護・介護）実践の礎にしたいと考えた。

　人間の暮らしには，時代の変化に左右されない，どっしりとした，またしっかりとした根っこのようなものがある。この根っこがあるかぎり，生活のケアに携わる看護や介護は，自らの働きを見失うことはあるまい。

　KOMI 理論は，暮らしの根の部分から養分を吸収して成長し，21世紀というケアの時代のなかで大きな枝を繁らせようと，気負うことなく，また焦ることなく，その姿を描き出してきた。

　本論文で描いた KOMI 理論の全体像は，まだ粗削り(あら)状態のところもある。しかし，全体として看護と介護の原理は提示できたように思う。

　「目的論」「疾病論」「対象論」「方法論」「教育論」「管理論」と書きすすめてきて，結局，どの項目においても，「目的論」の骨子が金太郎飴の金太郎のように姿を現わすことが確認できた。つまり，良い実践を展開しようとすれば，それがたとえ教育の場であっても，管理の立場にあっても，必ず「看護とは何か」「介護とは何か」「ケアの本質とは」という問いに，自ら確とした答えを用意していなければならないということなのである。

　自分のなかに，明確なケアの目的論を持たなければ，生活過程を整える実践は導けない。看護や介護とは，そういう性格を持つ実践なのである。

　看護実践や介護実践においては，確かに対象者個々人の生き方や信条を大事にするし，多様な生活様式にそって援助のあり方を思考していく。だから答えは多彩であって，1つの答えを作ることは永遠にないというのでは，専門職たりえない。どんな個別状況にお

いても，実践の原理があれば，援助者の価値観や信条や経験だけに左右されない，確かな答えを導き出せるのである。看護・介護実践を導く原理の存在が不可欠な理由はここにある。

KOMI理論における看護・介護実践の本質は，以下のように示すことができた。

「看護・介護とは，"生命過程"や"認識過程"に乱れや損傷があるために，"生活過程"に生じた制限や不自由さに関心を寄せ，その"生活過程"を健康的に整えるという実践を通して，乱れた"生命過程"や"認識過程"を整えることである。この場合，人体に備わっている回復のシステムや生命のメカニズムが十分に発動しやすいように思考しながら，最良の条件を"生活過程"のなかに創り出すことである。」

「さらに，"生活過程"の制限や不自由さは，"社会過程"への不適応や"社会過程"が用意しているものの活用不足などからも起こるという点を重視し，"社会過程"が用意している人的資源を含む"社会資源"の活用の仕方を考える。それはソーシャルワークと呼べる実践を展開することである。」

上記のテーマに添うような実践のシステムを創出するには，看護職と介護職の有機的連携が不可欠である。看護職は介護職にはできない人体へのアプローチ（治療処置ケア）をその独自の分野として行い，介護職は看護職には担いきれないソーシャルワーク（福祉的ケア）を展開することをもって独自の分野とし，双方に重複して存在している「生活の処方箋を描き，生活過程を整える実践」を遂行し，ケアの質を高めること，これがこれからの看護・介護の統合と連携の具体的あり方である。

こうした実践を実現するためには，看護職と介護職の教育における融合と，臨床における組織的統一が必要である。

以上が，本論文における結論である。

さて，上記に述べた「KOMI理論」と，理論展開の道具としての「KOMI記録システム」は，すでに日本全国の多くの看護臨床と介護臨床において，その活用が始まっている。

また，KOMI理論とKOMI記録システムを使っての「臨床研究」や「教育研究」も活発に行われており，研究成果は「KOMI理論学会」をはじめとして，全国の看護・介護系学会や研究会で発表されている。

理論は実践の場で活かされて，はじめて意味を持つものである。臨床家たちの実践を，根底から支えるためには，ゆるぎない思考，変化しない原理を提供することができる理論の存在が不可欠である。KOMI理論はこうした役割を果たしつつある。

原理は現象の意味を解き，現象をプラスに変化させる原動力となる。KOMI理論の活用によって，日本の多くの臨床が活性化し，仕事が楽しいと感じる実践家が1人でも多く誕生することを願っている。

本論文は，平成15年度における日本社会事業大学の博士論文に一部加筆し多少の訂正を加えたものである。

【資　料】

金井一薫著：ナイチンゲール関係・邦文文献目録（1975年〜2002年）

著書
* 『看護のなかで語りつがれるもの』（単著），現代社，B6，総頁数136，1985．
* 『ナイチンゲールってすごい』（共著），小学館，B6，総頁数231，1989．
* 『ナイチンゲール看護論・入門』（単著），現代社，B6，総頁数288，1993．
* 『KOMIチャート――日常ケアの実践を導く方法論』（編著），現代社，B5，総頁数256，1996．
* 『ケアの原形論――看護と福祉の接点とその本質』（単著），現代社，B5，総頁数212，1998．
* 『KOMIチャートシステム・2000――ケアの実践を支える原理と方式』（編著），現代社，A4，総頁数240，1999．
* 『KOMIチャートシステム・2001――ケアの実践を支える原理と方式』（単著），現代社，A4，総頁数208，2001．

論文・随筆・翻訳など
- 金井きよみ・天野富士湖他「ナイチンゲールの健康・病気のとらえ方」綜合看護，第10巻第4号，p. 63〜79，1975．
- 「ナイチンゲールとその近代的看護観の世界――宗教性と非宗教的側面における考察（上）」綜合看護，第11巻第3号，p. 72〜98，1976．
- 「ナイチンゲールとその近代的看護観の世界――宗教性と非宗教的側面における考察（下）」綜合看護，第11巻第4号，p. 75〜98，1976．
- 翻訳：「フロレンス・ナイチンゲール――メリット勲章受賞者のひとり」綜合看護，第12巻第1号，p. 69〜75，1977．
- 「ナイチンゲール研究への一手引――邦文文献をてがかりに」綜合看護，第12巻第1号，p. 76〜97，1977．
- 翻訳：Irene Sabelberg Palmer著「改革者・反抗者・研究者としてのフロレンス・ナイチンゲール」綜合看護，第12巻第4号，p. 20〜40，1977．
- "改革者，反抗者，研究者としてのナイチンゲール"を訳して」綜合看護，第12巻第4号，p. 42〜44，1977．
- 「フロレンス・ナイチンゲールに関する文献目録（1940年〜1976年）」ナイチンゲール著作集（第3巻），p. 501〜511，1977．
- 「看護の倫理；ナイチンゲールの世界」看護学生，第29巻第2号，p. 13〜15，1979．
- 「ナイチンゲール文献とその周辺――私のF・ナイチンゲール文献探索旅行」綜合看護，第14巻第1号，p. 67〜90，1979．
- 「ナイチンゲール病棟にみる看護の原型――そこにあるsimpleな看護の姿」綜合看護，第14巻第4号，p. 63〜75，1979．
- 「現代に生きるナイチンゲール」看護学生，第30巻第1号，p. 19〜20，1982．
- 「もしナイチンゲールが暑気と看護について書いたら…――民間療法の思考に重ね合わせて」看護学生，第34巻第9号，p. 4〜14，1982．
- 「ナイチンゲールへの随想（1）」看護学生，第31巻第1号，p. 26〜27，1983．
- 「ナイチンゲールへの随想（2）」看護学生，第31巻第2号，p. 26〜27，1983．
- 「ナイチンゲールへの随想（3）」看護学生，第31巻第3号，p. 26〜27，1983．
- 「ナイチンゲールへの随想（4）」看護学生，第31巻第4号，p. 26〜27，1983．
- 「ナイチンゲールへの随想（5）」看護学生，第31巻第5号，p. 26〜27，1983．
- 「ナイチンゲールへの随想（6）」看護学生，第31巻第6号，p. 26〜27，1983．
- 「ナイチンゲールへの随想（7）」看護学生，第31巻第7号，p. 26〜27，1983．
- 「ナイチンゲールへの随想（8）」看護学生，第31巻第9号，p. 26〜27，1983．
- 「ナイチンゲールへの随想（9）」看護学生，第31巻第10号，p. 26〜27，1983．
- 「ナイチンゲールへの随想（10）」看護学生，第31巻第11号，p. 26〜27，1984．

- 「ナイチンゲールへの随想（11）」看護学生，第31巻第12号，p. 26～27，1984．
- 「思想としてのナイチンゲール」看護展望，1985年臨時増刊号，p. 110～116，1985．
- 「ナイチンゲールにケアの本質を探る」看護展望，別冊第2号，p. 153～158，1985．
- 向野宣之・金井一薫訳：F. ナイチンゲール著「救貧覚え書」綜合看護，第20巻第1号，p. 53～79，1985．
- 京極高宣・金井一薫：（対談）「F. ナイチンゲールの"救貧覚え書"をめぐって」綜合看護，第20巻第2号，p. 83～102，1985．
- 金井一薫・小南吉彦訳，F. ナイチンゲール著「看護婦登録制度についての意見書」綜合看護，第22巻第1号，p. 29～44，1987．
- 「"看護婦登録制度についての意見書"への解題——Remarksを訳しおえて」綜合看護，第22巻第1号，p. 45～49，1987．
- 「ナイチンゲールはどんな管理者だったのか」〈ナイチンゲールを読む・4〉エキスパートナース，第3巻第10号，p. 124～128，1987．
- 「ナイチンゲールに学ぶ（1）——看護という仕事と看護婦のあり方」リーダーナース，第2巻第1号，p. 22～29，1988．
- 「ナイチンゲールに学ぶ（2）——今なぜナイチンゲールなのか」リーダーナース，第2巻第2号，p. 14～22，1988．
- 「ナイチンゲールに学ぶ（3）——"看護とは何か"を求めて」リーダーナース，第2巻第3号，p. 24～32，1988．
- 「ナイチンゲールに学ぶ（4）——看護であるものとないものをみわける眼」リーダーナース，第2巻第4号，p. 22～29，1988．
- 「ナイチンゲールは看護をどう変えたか」クリニカルスタディ，第10巻第4号，p. 65～67，1988．
- 「ナイチンゲール物語（1）」准看護婦資格試験，第29巻第4号，1988．
- 「ナイチンゲール物語（2）」准看護婦資格試験，第29巻第5号，1988．
- 「ナイチンゲール物語（3）」准看護婦資格試験，第29巻第6号，1988．
- 「ナイチンゲール物語（4）」准看護婦資格試験，第29巻第8号，1988．
- 「ナイチンゲール物語（5）」准看護婦資格試験，第29巻第9号，1988．
- 「ナイチンゲール物語（6）」准看護婦資格試験，第29巻第11号，1988．
- 「ナイチンゲール物語（7）」准看護婦資格試験，第29巻第12号，1988．
- 「ナイチンゲール物語（8）」准看護婦資格試験，第29巻第13号，1988．
- 「ナイチンゲール物語（9）」准看護婦資格試験，第29巻第15号，1988．
- 「ナイチンゲール物語（10）」准看護婦資格試験，第30巻第1号，1988．
- 「ナイチンゲール物語（11）」准看護婦資格試験，第30巻第2号，1988．
- 「ナイチンゲール物語（12）」准看護婦資格試験，第30巻第3号，1988．
- 「私の患者学入門——ナイチンゲールに学ぶ」月刊ばんぶう，第94号，p. 110～111，1988．
- 「私の患者学入門——おせっかいな励ましの悪影響」月刊ばんぶう，第98号，p. 106～107，1988．
- 「F. ナイチンゲール関係・邦文文献目録（1974年～1989年）」ナイチンゲール研究，第1号，p. 121～132，1990．
- 「ナイチンゲールの生涯を読む（1）」准看護婦資格試験，第31巻第4号，p. 64～65，1990．
- 「ナイチンゲールの生涯を読む（2）」准看護婦資格試験，第31巻第5号，p. 64～65，1990．
- 「ナイチンゲールの生涯を読む（3）」准看護婦資格試験，第31巻第6号，p. 64～65，1990．
- 「ナイチンゲールの生涯を読む（4）」准看護婦資格試験，第31巻第8号，p. 64～65，1990．
- 「ナイチンゲールの生涯を読む（5）」准看護婦資格試験，第31巻第9号，p. 64～65，1990．
- 「ナイチンゲールの生涯を読む（6）」准看護婦資格試験，第31巻第11号，p. 64～65，1990．

- 「ナイチンゲールの生涯を読む（7）」准看護婦資格試験，第31巻第12号，p. 64〜65，1990.
- 「ナイチンゲールの生涯を読む（8）」准看護婦資格試験，第31巻第13号，p. 64〜65，1990.
- 「ナイチンゲールの生涯を読む（9）」准看護婦資格試験，第31巻第15号，p. 64〜65，1990.
- 特集・現代看護とナイチンゲール・3「（シンポジウム）ナイチンゲールが臨床を変える（その4）看護の機能の社会的拡大に向けて」綜合看護，第26巻第3号，p. 32〜39，1991.
- 「"病院が病人に与える害"について」看護研究，1991年第2号，p. 98〜110，1991.
- 「『看護覚え書』を通して"気"をみつめる」エキスパートナース，第7巻第11号，p. 20〜23，1991.
- 「ナイチンゲール書誌（1）」准看護婦資格試験，第32巻第4号，p. 62〜63，1991.
- 「ナイチンゲール書誌（2）」准看護婦資格試験，第32巻第5号，p. 62〜63，1991.
- 「ナイチンゲール書誌（3）」准看護婦資格試験，第32巻第6号，p. 62〜63，1991.
- 「ナイチンゲール書誌（4）」准看護婦資格試験，第32巻第8号，p. 62〜63，1991.
- 「ナイチンゲール書誌（5）」准看護婦資格試験，第32巻第9号，p. 62〜63，1991.
- 「ナイチンゲール書誌（6）」准看護婦資格試験，第32巻第11号，p. 62〜63，1991.
- 「ナイチンゲール書誌（7）」准看護婦資格試験，第32巻第12号，p. 62〜63，1991.
- 「ナイチンゲール書誌（8）」准看護婦資格試験，第32巻第13号，p. 62〜63，1991.
- 「ナイチンゲール書誌（9）」准看護婦資格試験，第32巻第15号，p. 62〜63，1991.
- 「ナイチンゲールの生涯を読む（10）」准看護婦資格試験，第32巻第1号，p. 64〜65，1991.
- 「ナイチンゲールの生涯を読む（11）」准看護婦資格試験，第32巻第2号，p. 64〜65，1991.
- 「ナイチンゲールの生涯を読む（12）」准看護婦資格試験，第32巻第3号，p. 32〜33，1991.
- 「病気が病人に与える害について──患者をとりまく病院環境についてのF. ナイチンゲールの指摘」看護研究，第24巻第2号，p. 2〜14，1991.
- 「看護と福祉の接点とその重なり──看護思想を通してみたF. ナイチンゲール著『救貧覚え書』の今日的価値と，社会福祉思想との接点について」綜合看護，第27巻第1号，p. 42〜54，1992.
- 「ナイチンゲール看護論・入門（1）」綜合看護，第27巻第3号，p. 27〜38，1992.
- 「ナイチンゲール看護論・入門（2）」綜合看護，第27巻第4号，p. 51〜60，1992.
- 「ナイチンゲール書誌（10）」准看護婦資格試験，第33巻第1号，p. 62〜63，1992.
- 「ナイチンゲール書誌（11）」准看護婦資格試験，第33巻第2号，p. 62〜63，1992.
- 「ナイチンゲール書誌（12）」准看護婦資格試験，第33巻第3号，p. 62〜63，1992.
- 「ナイチンゲールのこれホント？」准看護婦資格試験，第33巻第5号，p. 15〜26，1992.
- 「ナイチンゲール看護論・入門（3）」綜合看護，第28巻第1号，p. 18〜29，1993.
- 「ナイチンゲール看護論・入門（4）」綜合看護，第28巻第2号，p. 33〜52，1993.
- 「ナイチンゲール看護論・入門（5）」綜合看護，第28巻第3号，p. 33〜47，1993.
- 「『救貧院病院における看護』を生み出した社会的状況とナイチンゲール思想の社会に及ぼした影響について」第15回ナイチンゲール研究学会，1994.
- 「F. ナイチンゲール関係・邦文文献目録（1990年〜1992年）」ナイチンゲール研究，第2号，p. 145〜151，1994.
- 「イギリスの近代看護創設期における社会史的アプローチ：首都救貧法成立過程にみるナイチンゲールの影響」第25回日本看護学会・看護総合，1994.
- 「ケアの原形論・序説──イギリスにおける"近代ケア論"の生成過程とその理念（1）」綜合看護，第29巻第4号，p. 13〜24，

- 1994.
- 「看護と介護——その本質を探れば」おはよう21，第6巻第5号，p. 26〜29，1995.
- 「ケアの原形論・序説——イギリスにおける"近代ケア論"の生成過程とその理念（2）」綜合看護，第30巻第1号，p. 33〜42，1995.
- 「ケアの原形論・序説——イギリスにおける"近代ケア論"の生成過程とその理念（3）」綜合看護，第30巻第2号，p. 70〜80，1995.
- 「ケアの原形論・序説——イギリスにおける"近代ケア論"の生成過程とその理念（4）」綜合看護，第30巻第3号，p. 35〜51，1995.
- 「ケアの原形論・序説——イギリスにおける"近代ケア論"の生成過程とその理念（5）」綜合看護，第30巻第4号，p. 21〜31，1995.
- 「看護と介護の共通点と相違点」看護，第48巻第7号，p. 20〜28，1996.
- 「患者にとって"安楽"とは，その本質と概念——"comfort"という言葉をめぐって」綜合看護，第31巻第2号，p. 17〜28，1996.
- 「介護と看護の具体的連携システム」社会福祉システムの展望——日本社会事業大学創立50周年記念論文集（中央法規出版），1997.
- 「ケアの原形——ナイチンゲール看護論を現代に生かす」看護教育，第38巻第10号，p. 807〜811，1997.
- 「KOMIチャートがめざすもの」綜合看護，第32巻第1号，p. 33〜48，1997.
- 「KOMIチャート研究の現状と課題」，綜合看護，第33巻第1号，p. 31〜40，1998.
- 「ナイチンゲールが示す看護の基本」看護学生，第46巻第1号，p. 38〜43，1998.
- 「近未来へ向けての確たる看護思想を探る」地域ケアリング，第1巻第10号，p. 37〜44，1999.
- 「KOMIシステム構築に向けての胎動」，綜合看護，第34巻第1号，p. 65〜77，1999.
- 「病気を見つめる看護・介護の視点」綜合看護，第35巻第1号，p. 33〜48，2000.
- 「ナイチンゲール思想からKOMI理論へ」看護教育，第41巻第8号，2002.
- 「ナイチンゲールの5つの顔」プチナース，第9巻第5号，p. 20〜23，2002.
- 「時を超え，再びナイチンゲールに」，看護展望，第27巻第3号，p. 10〜13，2002.
- 「21世紀を拓く新しい記録システム——"KOMIシステム"の全体像と活用法」綜合看護，第38巻第4号，p. 66〜80，2003.

【引用文献一覧】

【はじめに・序章の引用文献】
1. F・ナイチンゲール著，薄井坦子他訳「病人の看護と健康を守る看護」『看護小論集』現代社，2003．
2. 薄井坦子『科学的看護論』日本看護協会出版会，1974．
3. 薄井坦子『看護学原論講義』現代社，1984．
4. 金井一薫『ナイチンゲール看護論・入門』現代社，1993．
5. F・ナイチンゲール著，湯槇ます・薄井坦子他訳『看護覚え書』第6版，現代社，2000．
6. F・ナイチンゲール著，湯槇ます監修『ナイチンゲール著作集・全3巻』現代社，1974～1977．
7. 金井きよみ他「ナイチンゲールの健康・病気のとらえ方」綜合看護，第10巻第4号（1975年4号）．
8. F・ナイチンゲール著，金井一薫訳「救貧覚え書」『ケアの原形論』現代社，1998．

【第1章の引用文献】
1. F・ナイチンゲール著，湯槇ます・薄井坦子他訳『看護覚え書』現代社，2000．
2. Florence Nightingale：Notes On Nursing－What it is, and what it is not－2nd edition, revised and enlarged, 1860.
3. F・ナイチンゲール著，薄井坦子他訳『看護小論集』現代社，2003．
4. F. Nightingale：Selected Writings On Nursing, p. 92, 現代社，1974．
5. B・エイベル-スミス著，多田羅浩三・大和田健太郎訳『英国の病院と医療』保健同人社，1971．
6. 金井一薫『ナイチンゲール看護論・入門』現代社，1993．
7. 小南吉彦「病気とは何か」『平成14年度・看護研修セミナー：要録と資料集』ナイチンゲール看護研究所，2002．
8. 京極高宣監修『現代福祉学レキシコン』雄山閣出版，1993．
9. 桝本妙子「『健康』概念に関する一考察」『立命館産業社会論集』第36巻第1号．

【第2章の引用文献】
1. F・ナイチンゲール著，湯槇ます・薄井坦子他訳『看護覚え書』現代社，2000．
2. W. J. Bishop『A Bio-Bibliography of Florence Nightingale』Dawsons, 1962.
3. F・ナイチンゲール著，薄井坦子他訳『看護小論集』現代社，2003．
4. 金井一薫『KOMIチャートシステム・2001』現代社，2001．
5. 川上嘉明「高齢者の死にゆく過程をととのえる終末期ケアの視点」綜合看護，第35巻第3号～第37巻第1号．
6. 小南吉彦「"人の死"をケアの視点でみつめる」『セカンドステージ研修資料・別冊』ナイチンゲール看護研究所，2002．

【第3章の引用文献】
1. 安保徹『免疫革命』講談社インターナショナル，2003．
2. F・ナイチンゲール著，湯槇ます・薄井坦子他訳『看護覚え書』現代社，2000．
3. 薄井坦子『ナースが診る人体』講談社，1987．
4. 薄井坦子『ナースが診る病気』講談社，1994．
5. 菱沼典子『看護形態機能学』日本看護協会出版会，1997．
6. 堺　章『目でみるからだのメカニズム』医学書院，1999．
7. 金井一薫『ナイチンゲール看護論・入門』現代社，1993．
8. 小南吉彦「病気とは何か」『平成14年度・看護研修セミナー：要録と資料集』ナイチンゲール看護研究所，2002．

【第4章の引用文献】
1. 金井一薫『KOMIチャートシステム・2001』現代社，2001．
2. F・ナイチンゲール著，薄井坦子他訳「病人の看護と健康を守る看護」『看護小論集』現代社，2003．
3. F・ナイチンゲール著，湯槇ます・薄井坦

子他訳『看護覚え書』現代社, 2003.
4. エレイン・マリーブ著, 林正健二・浅見一羊他訳『人体の構造と機能』医学書院, 1997.
5. ヴァージニア・ヘンダーソン著, 湯槇ます・小玉香津子共訳『看護の基本となるもの』日本看護協会出版会, 1961.
6. 薄井坦子『科学的看護論』日本看護協会出版会, 1978.
7. J・D・ワトソン他著, 中村桂子他監訳『細胞の分子生物学・第3版』ニュートンプレス.

【第5章の引用文献】
1. 小南吉彦「ナイチンゲールの観察論」『平成14年度・看護研修セミナー:要録と資料集』ナイチンゲール看護研究所, 2002.
2. F・ナイチンゲール著, 薄井坦子他訳『看護小論集』現代社, 2000.
3. 金井一薫『KOMIチャートシステム・2001』現代社, 2001.
4. F・ナイチンゲール著, 湯槇ます・薄井坦子他訳『看護覚え書』現代社, 2000.
5. 小南吉彦「看護の生理心理学——睡眠をめぐって」『平成14年度・看護研修セミナー:要録と資料集』ナイチンゲール看護研究所.
6. http://www.moribun.com, 自分に合った枕の測り方

【第6章の引用文献】
1. 波多野梗子「これからの看護教育の課題」愛知県立看護大学紀要, Vol. 8.
2. F・ナイチンゲール著, 薄井坦子他訳「救貧院病院における看護」『看護小論集』現代社, 2003.
3. F・ナイチンゲール著, 薄井坦子他訳「看護婦の訓練」『看護小論集』現代社, 2003.
4. F・ナイチンゲール著, 薄井坦子他訳「病人の看護と健康を守る看護」『看護小論集』現代社, 2003.
5. 金井一薫「看護・介護臨床と介助負担」バイオメカニズム学会誌, 第25巻第3号.
6.「特集:看護職と介護職の役割分析」看護, 第47巻第10号.
7. 早川和生「看護職独自の活動とは何か」看護, 第47巻第10号.

【第7章の引用文献】
1. 黒川昭登『現代介護福祉論』誠信書房, 1990.
2. F・ナイチンゲール著, 湯槇ます・薄井坦子他訳『看護覚え書』現代社, 2000.
3. F・ナイチンゲール著, 薄井坦子他訳『看護小論集』現代社, 2003.

【第8章の引用文献】
1. アン・マリナー編著, 都留伸子監訳『看護理論家とその業績』医学書院, 1991.
2. ガートルード・トレス著, 横尾京子他監訳『看護理論と看護過程』医学書院, 1992.
3. 小林冨美栄他『増補版・現代看護の探求者たち』日本看護協会出版会, 1989.
4. 井部俊子・中西睦子監修『看護管理基本資料集』日本看護協会出版会, 2003.
5. 近藤房江「アメリカの看護婦は看護をいかに前進させたか」『看護を一生の仕事とする人・したい人へ』日本看護協会出版会, 2000.
6. 久間圭子『日本の看護論——比較文化的考察』日本看護協会出版会, 1998.
7. 早川和生「看護職独自の活動とは何か」看護, 第47巻第10号.
8. ライト州立大学看護理論検討グループ著, 南裕子・野嶋佐由美訳『看護理論集』日本看護協会出版会, 1982.
9. ガートルード・トレス著, 横尾京子・田村やよひ・高田早苗監訳『看護理論と看護過程』医学書院, 1992.
10. 金井一薫「アメリカ西海岸の医療・福祉の視察報告」綜合看護, 第36巻第4号.
11. 大竹登志子「アメリカの看護:その歴史と現状, 21世紀看護の展望」綜合看護, 第38巻第2号.

【第9章の引用文献】
1. ヴァージニア・ヘンダーソン著, 湯槇ます・小玉香津子共訳『看護の基本となるもの』日本看護協会出版会, 1961.

2. ヴァージニア・ヘンダーソン著，湯槇ます・小玉香津子訳『看護論』日本看護協会出版会，1994.
3. ドロセア・E・オレム著，小野寺杜紀訳『オレム看護論・第3版』医学書院，1995.
4. ヴァージニア・ヘンダーソン著，小玉香津子編訳『ヴァージニア ヘンダーソン論文集[増補版]』日本看護協会出版会，1989.

【第10章の引用文献】
1. 久間圭子『日本の看護論――比較文化的考察』日本看護協会出版会，1998.
2. 薄井坦子『改訂版 科学的看護論』日本看護協会出版，1978.
3. F・ナイチンゲール著，浜田泰三訳『ナイチンゲール書簡集』山崎書店，1964.
4. 薄井坦子・三瓶眞貴子『看護の心を科学する――解説・科学的看護論』日本看護協会出版会，1996.
5. F・ナイチンゲール著，薄井坦子他訳『看護小論集』p. 55, 現代社，2003.
6. F・ナイチンゲール著，湯槇ます・薄井坦子他訳『看護覚え書』p. 227, 現代社，2000.
7. 金井一薫『ナイチンゲール看護論・入門』現代社，1993.
8. 金井一薫『KOMIチャートシステム・2001』現代社，2001.
9. 京極高宣『日本の福祉士制度』中央法規出版，1998.
10. 広井良典『ケア学』医学書院，2000.
11. 福祉士養成講座編集委員会，新版社会福祉士養成講座14：『介護概論』中央法規出版，2001.
12. 小笠原祐次『介護の基本と考え方』中央法規出版，1995.
13. 大橋謙策監修，金井一薫他編著『高齢者・障害者の介護』中央法規出版，1998.
14. 福祉士養成講座編集委員会，新版介護福祉士養成講座11：『介護概論』中央法規出版，2003.
15. 岡本民夫・井上千津子編『介護福祉入門』有斐閣，1999.
16. 井上千津子編集『未来に語り継ぎたい介護の本質』未来社，1999.
17. 一番ケ瀬康子監修，日本介護福祉学会編『新・介護福祉学とは何か』ミネルヴァ書房，2000.
18. 大川弥生『目標指向的介護の理論と実際』中央法規出版，2000.

【第11章の引用文献】
1. F・ナイチンゲール著「看護婦と見習生への書簡」，湯槇ます監修『ナイチンゲール著作集第3巻』現代社，1977.
2. 安東和代・志賀寿美代・小野千代子「"ケアのものさし"でケアを見極める」看護，第55巻第15号.

【参考文献一覧】

1) F・ナイチンゲール著, 湯槇ます監修『ナイチンゲール著作集・第1巻』現代社, 1975.
2) F・ナイチンゲール著, 湯槇ます監修『ナイチンゲール著作集・第2巻』現代社, 1974.
3) F・ナイチンゲール著, 湯槇ます他編訳『新訳・ナイチンゲール書簡集』現代社, 1977.
4) Florence Nightingale : Selected Writings on Nursing, Gendaisha Publishing Co. Ltd.
5) セシル・ウーダム・スミス著, 武山満智子・小南吉彦訳『フロレンス・ナイチンゲールの生涯』現代社, 1981.
6) 群ようこ・宮迫千鶴他『ナイチンゲールって, すごい』小学館, 1989.
7) 『ナイチンゲール研究・第1号』ナイチンゲール研究学会, 1990.
8) 『ナイチンゲール研究・第2号』ナイチンゲール研究学会, 1994.
9) 『ナイチンゲール研究・第3号』ナイチンゲール研究学会, 1995.
10) 『ナイチンゲール研究・第4号』ナイチンゲール研究学会, 1997.
11) 『ナイチンゲール研究・第5号』ナイチンゲール研究学会, 1999.
12) 『ナイチンゲール研究・第6号』ナイチンゲール研究学会, 2000.
13) 『ナイチンゲール研究・第7号』ナイチンゲール研究学会, 2001.
14) 『ナイチンゲール研究・第8号』ナイチンゲール研究学会, 2002.
15) 平山令明『分子レベルで見た体のはたらき』講談社, 1998.
16) アンドルー・ワイル著, 上野圭一訳『人はなぜ治るのか』日本教文社, 1993.
17) 山科正平『細胞を読む』講談社, 1985.
18) 多田富雄『生命の意味論』新潮社, 1997.
19) 新免輝男『細胞のしくみ』ナツメ社, 2000.
20) 山科正平『個性的な細胞たち』羊土社, 1998.
21) 安保徹『医療が病いをつくる』岩波書店, 2001.
22) 菱沼典子『形態機能学』日本看護協会出版会, 1997.
23) 薄井坦子『ナースが視る病気』講談社, 1994.
24) 薄井坦子『ナースが視る人体』講談社, 1987.
25) エスター・L・ブラウン著, 小林冨美栄訳『これからの看護』日本看護協会出版会, 1966.
26) F. G. Abdellah著, 千野静香訳『患者中心の看護』医学書院, 1963.
27) ヴァージニア・ヘンダーソン著, 湯槇ます・小玉香津子訳『看護の基本となるもの』日本看護協会出版会, 1961.
28) ヴァージニア・ヘンダーソン著, 湯槇ます・小玉香津子訳『看護論』日本看護協会出版会, 1968.
29) ヴァージニア・ヘンダーソン著, 湯槇ます・小玉香津子訳『看護論──25年後の追記を添えて』日本看護協会出版会, 1994.
30) ヴァージニア・ヘンダーソン著, 小玉香津子編訳『論文集【増補版】』日本看護協会出版会, 1982.
31) 外口玉子『患者の理解』現代社, 1968.
32) アイダ・J・オーランド著, 池田明子・野田道子訳『看護過程の教育訓練』現代社, 1977.
33) E・ウィーデンバック著, 外口玉子・池田明子訳『臨床看護の本質』現代社, 1969.
34) E・ウィーデンバック著, 都留伸子他訳『臨床実習指導の本質』現代社, 1972.
35) Imogene M. King著, 杉森みど里訳『キング看護論』医学書院, 1985.
36) Joyce Travelbee著, 長谷川浩・藤枝知子訳『人間対人間の看護』医学書院, 1974.
37) ローズマリー・R・パースィ著, 高橋照子訳『健康を─生きる─人間』現代社, 1985.
38) ジーン・ワトソン著, 稲岡文昭・稲岡光子訳『ワトソン看護論』医学書院, 1992.
39) パトリシア・ベナー著, 井部俊子他訳『ベナー看護論』医学書院, 1992.

40) ドロセア・E・オレム著，小野寺杜紀訳『オレム看護論』医学書院，1979．
41) ヒーサー・A・アンドリュース著，松木光子他訳『ロイ適応看護論入門』医学書院，1992．
42) リンダ・H・エイケン著，坂本洋子訳『現代アメリカ看護』日本看護協会出版会，1989．
43) 岡本祐三『アメリカの医療と看護』保健同人社，1984．
44) 助川尚子他『今日のアメリカ看護』医学書院，1993．
45) フォン・ベルタランフィ著，長野敬・太田邦昌訳『一般システム理論』みすず書房，1973．
46) リン・ホフマン著，亀口憲治訳『システムと進化』朝日出版社，1986．
47) 林滋子代表編集『看護の定義と概念』日本看護協会出版会，1976．
48) 川島みどり『ともに考える看護論』医学書院，1973．
49) 寺本松野『看護のなかの死』日本看護協会出版会，1975．
50) 野島良子『人間看護学序説』医学書院，1976．
51) 久保成子『患者から学んだ看護論』医学書院，1976．
52) 河野和子・外口玉子編『らい看護から』日本看護協会出版会，1980．
53) 石垣靖子『がんの痛み』家の光協会，1980．
54) 近森芙美子『感性の看護論』医学書院，1985．
55) 加納佳代子『それぞれの誇り』ゆみる出版，1997．
56) 大田すみ子『マトロンの眼』現代社，1999．
57) 薄井坦子『科学的看護論』日本看護協会出版会，1974．
58) 薄井坦子『改訂版 科学的看護論』日本看護協会出版会，1978．
59) 薄井坦子『看護学原論 講義』現代社，1984．
60) 薄井坦子『看護の原点を求めて』日本看護協会出版会，1987．
61) 薄井坦子『看護実践から看護研究へ』日本看護協会出版会，1989．
62) 薄井坦子『何がなぜ看護の情報なのか』日本看護協会出版会，1992．
63) 眞田清子・清水知寿子他『患者理解への看護の視点』日本看護協会出版会，1996．
64) 薄井坦子・三瓶眞貴子『看護の心を科学する』日本看護協会出版会，1996．
65) Powhatan J. Wooldridge 他著，南裕子監訳『行動科学と看護理論』医学書院，1990．
66) 平山朝子他『暮らしの中の看護』日本看護協会出版会，1986．
67) 早坂泰次郎『看護における人間学』医学書院，1970．
68) メヂカルフレンド社編集部編『現代看護論集』メヂカルフレンド社，1971．
69) 青木茂『看護の思想』医学書院，1968．
70) ミルトン・メイヤロフ著，田村真・向野宣之訳『ケアの本質』ゆみる出版，1993．
71) 広井良典『ケアを問いなおす』ちくま新書，1997．
72) 広井良典『ケア学』医学書院，2000．
73) 一番ヶ瀬康子監修，日本介護福祉学会編『新・介護福祉学とは何か』ミネルヴァ書房，2000．
74) イギリス保健省，白澤政和他訳・著『ケアマネジャー実践ガイド』医学書院，1997．
75) 今田高俊『自己組織性』創文社，1986．
76) 白澤政和『ケースマネージメントの理論と実際』中央法規出版，1992．
77) 白澤政和他監修『ケアマネジメント概論』中央法規出版，2000．
78) 橋本泰子他監修『海外と日本のケアマネジメント』中央法規出版，2000．
79) 竹内孝仁他監修『ケアマネジメント概論』中央法規出版，2000．
80) 木下安子『現代介護論』NHK学園，1996．
81) 岡本民夫・井上千津子編『介護福祉入門』有斐閣，1999．
82) 古川孝順他『介護福祉』有斐閣，1996．
83) 村上利範編著『生活福祉概論』建白社，

1998.
84) 石井享子『ルポ看護と介護』日本看護協会出版会, 1997.
85) 成清美治他編『新・介護福祉概論』学文社, 2003.
86) 一番ヶ瀬康子他編『新・セミナー介護福祉11：介護概論』ミネルヴァ書房, 2001.
87) 丹羽國子・山田薙夏『ICFに基づく介護概論』アリスト, 2003.
88) 大川弥生『目標指向的介護の理論と実際』中央法規出版, 2000.
89) 三好春樹『介護技術学』雲母書房, 1998.
90) 竹内孝仁『医療は生活に出会えるか』医歯薬出版, 1995.
91) 竹内孝仁『ニーズのとらえかたとケアプラン作成』医歯薬出版, 2001.
92) 白澤正和『利用者ニーズに基づくケアプランの手引き』ニッセイ基礎研究所, 2000.
93) 明山和夫・三浦賜朗編『社会福祉を学ぶ人のために』世界思想社, 1978.
94) 野村豊子他『ソーシャルワーク入門』有斐閣アルマ, 2000.
95) 大橋謙策監修『地域福祉実践の視点と方法』東洋堂企画出版社, 1996.
96) 松井二郎『社会福祉理論の再検討』ミネルヴァ書房, 1992.
97) 古川孝順『社会福祉学序説』有斐閣, 1994.
98) 大橋謙策監修『高校生が学ぶ社会福祉シリーズ—第1巻—社会福祉基礎』中央法規出版, 1997.
99) 京極高宣『社会福祉をいかに学ぶか』川島書店, 2000.
100) 京極高宣『社会福祉とは何か』全国社会福祉協議会, 1995.
101) 京極高宣『日本の福祉士制度』中央法規出版, 1998.
102) 京極高宣『現代福祉学の構図』中央法規出版, 1990.
103) 京極高宣『介護革命』ベネッセ, 1996.
104) 船曳宏保『社会福祉学の構想』新評論, 1993.
105) 岡村重夫『社会福祉原論』全国社会福祉協議会, 1983.
106) 高島進『社会福祉の歴史』ミネルヴァ書房, 1995.
107) 小笠原祐次『介護の基本と考え方』中央法規出版, 1995.
108) 毛利健三『イギリス福祉国家の研究』東京大学出版会, 1990.
109) 一番ヶ瀬康子『社会福祉の歴史研究』労働旬報社, 1994.
110) パット・セイン著, 深澤和子・深澤敦監訳『イギリス福祉国家の社会史』ミネルヴァ書房, 2000.
111) 福祉士養成講座編集委員会『介護技術Ⅰ』中央法規出版, 2001.
112) 福祉士養成講座編集委員会『介護技術Ⅱ』中央法規出版, 2001.
113) 系統看護学講座『基礎看護学【1】看護学概論』医学書院, 2001.
114) 系統看護学講座『基礎看護学【2】基礎看護技術』医学書院, 2001.
115) 看護学全書『基礎看護学①看護学概論』メヂカルフレンド社, 2001.
116) 高嶋妙子『管理論』日本看護協会出版会, 1996.
117) ヘレン・スミス他著, 中園康夫・小田兼三監訳『ノーマリゼーションの展開』学苑社, 1994.
118) 岡本栄一他『社会福祉原論』ミネルヴァ書房, 1992.
119) 佐藤豊道『ジェネラリスト・ソーシャルワーク研究』川島書店, 2001.
120) カレル・ジャーメイン他著, 小島蓉子編訳『エコロジカル・ソーシャルワーク』学苑社, 1992.
121) 『第1回：KOMI理論学会・集録』KOMI理論研究会, 1997.
122) 『第2回：KOMI理論学会・集録』KOMI理論研究会, 1998.
123) 『第3回：KOMI理論学会・集録』KOMI理論研究会, 1999.
124) 『第4回：KOMI理論学会・集録』KOMI理論研究会, 2000.
125) 『第5回：KOMI理論学会・集録』KOMI理論研究会, 2001.
126) 『第6回：KOMI理論学会・集録』

KOMI 理論研究会，2002．
127)『第 7 回：KOMI 理論学会・集録』KOMI 理論研究会，2003．
128)『The KOMI』第 1 号，KOMI 理論研究会，1999．
129)『The KOMI』第 2 号，KOMI 理論研究会，2000．
130)『The KOMI』第 3 号，KOMI 理論研究会，2001．
131)『The KOMI』第 4 号，KOMI 理論研究会，2002．
132)『The KOMI』第 5 号，KOMI 理論研究会，2003．
133) コニー・M・デニス著，小野寺杜紀監訳『オレム看護論入門』医学書院，1999．
134)「特集：看護理論の臨床活用」看護，第 55 巻第 15 号，p. 40〜59．

著者　金井一薫（ひとえ）

1969年：東京大学医学部附属看護学校卒業
1976年：慶応義塾大学文学部卒業
1994年：日本社会事業大学大学院・博士前期課程修了
2004年：博士号取得（社会福祉学）

1987年：ナイチンゲール看護研究所を設立。理事・主席研究員
1994年：日本社会事業大学・助教授
1998年：同大学・教授
1996年：KOMI理論研究会設立・会長就任（2010年まで）
2008年：東京有明医療大学設立準備室
2009年：東京有明医療大学・教授（看護学部長）就任
2010年：特定非営利活動法人ナイチンゲールKOMIケア学会
　　　　設立・理事長就任

【単著】
『ナイチンゲール看護論・入門』（現代社）
『KOMI記録システム』（現代社）
『ケアの原形論』（現代社）
【共著】
『介護概論―新版・介護福祉士養成講座11』（中央法規出版）
『高齢者・障害者の介護』（中央法規出版）
『ナイチンゲールって，すごい』（小学館）

KOMI理論
──看護とは何か，介護とは何か──

2004年4月21日　第1版第1刷発行　Ⓒ
2012年2月20日　第1版第7刷発行

著　者　金　井　一　薫
発行者　小　南　吉　彦

印　刷　壮光舎印刷株式会社
製　本　誠製本株式会社

発行所　東京都新宿区早稲田鶴巻町514　株式会社　現代社
　　　　電話03(3203)5061　振替00150-3-68248

＊落丁・乱丁本はお取り替えいたします
ISBN 978-4-87474-114-6　C3047

看護覚え書 F. ナイチンゲール著
薄井坦子他訳

1世紀以上も前に書かれ，現在も看護の思想の基本となっている〈幻の名著〉の完訳。看護とは与薬や罨法などだけではなく「新鮮な空気，陽光，暖かさ，清潔さ，食事を適切に選択し管理すること——こういったことのすべてを，患者の生命力の消耗を最小にするように整えることを意味すべき」であると，ナイチンゲールは述べている。これこそ，今日の看護がとるべき立場であろう。看護を志す全ての人にとって必読の名著である。
●**主な内容** 換気と暖房／住居の健康／小管理／物音／食事／ベッドと寝具類／陽光／からだの清潔／病人の観察／赤ん坊の世話

キク判 308頁

原文 看護覚え書 F. ナイチンゲール著
——NOTES ON NURSING 薄井坦子他編

本書はナイチンゲールの代表的著作であり，看護にとって最も重要な古典といわれる"Notes on Nursing"(「看護覚え書」)の全文である。「看護覚え書」は小社においてその全訳がなされているが，もとより訳文を読むのと原文を読むのとでは，おのずからその意義は違ってくるであろう。こつこつと英文に取り組むことによって，原文のもつ意味を読み落とすことなく，じっくり読みこめるという利点があるからである。

B5判 176頁

■現代社白鳳選書 16
ナイチンゲール言葉集 薄井坦子編
——看護への遺産

『ナイチンゲール著作集・全3巻』から取り出した珠玉の言葉を，ナイチンゲールの疾病観・健康観・看護観が浮かび上がってくるように12章に配列構成した，彼女の看護理論を学ぶための導きの書である。

第1章・病気とは何か・健康とは何か　　第2章・看護とは何か
第3章・病人の看護について　　　　　　第4章・健康の増進と疾病の予防について
第5章・看護婦について　　　　　　　　第6章・看護婦の訓練・教育について
第7章・医師と看護婦の役割について　　第8章・病院について
第9章・地域看護について　　　　　　　第10章・看護管理・マトロン・シスターについて
第11章・自然の法則・神の法則について　第12章・ナイチンゲールの夢・看護婦の夢

四六判 168頁

日本翻訳文化賞・日本翻訳出版文化賞 受賞
ナイチンゲール著作集 （全三巻）

湯槇ます監修　薄井坦子・小玉香津子他訳

人類の歴史に不朽の業績を残しながら，この百年間，とかく曲解されることのみ多かったフロレンス・ナイチンゲールの，その生涯と思想とを知る手がかりとして，代表的な著作を集めて翻訳出版された待望の書。これほどに世界にあまねくその名を知られたナイチンゲールでありながら，かつてわれわれは一度でもその彼女自身の手になる著作を繙いたことがあったであろうか。ここにはじめて思想家としてのナイチンゲールの生命哲学の全貌が明らかにされた。ひとり看護や医療の人々のみならずひろく人間の生命を究めんとする人々にとって必読の書である。

- ●第1巻　カイゼルスウェルト学園によせて／女性による陸軍病院の看護／看護覚え書／インドの病院における看護／ナイチンゲール著作目録　　　　　　　　　　　　　　524頁
- ●第2巻　救貧院病院における看護／貧しい病人のための看護／病院と患者／看護婦の訓練と病人の看護／病人の看護と健康を守る看護／病院覚え書／ナイチンゲール関係年表　392頁
- ●第3巻　インド駐在陸軍の衛生／インドにおける生と死／思索への示唆（抄）／アグネス・ジョーンズをしのんで／看護婦と見習生への書簡／文献目録（邦文篇）　　　　532頁

A5判 上製本 布クロス貼 函入

■現代社白鳳選書7
新訳・ナイチンゲール書簡集
――看護婦と見習生への書簡　　　小玉香津子・薄井坦子他訳

本書は，1872年から1900年にかけて聖トマス病院とナイチンゲール看護学校の看護婦と見習生とにあてて書かれたナイチンゲールの公式書簡を集めて訳したものである。書簡は全部で14通が遺されており，そのすべては小社刊「ナイチンゲール著作集」第3巻に収録されているが，とくに読者の便宜とこの書簡集の重要性とにかんがみて，その中の8通を選んで別冊としたのが本書である。「看護の聖書」とも呼ばるべき本書には，人間の生命と健康と宗教と科学とをぎりぎりにまで問いつめて看護に結晶させたナイチンゲールの，深い英知と豊かな情感とが溢れみなぎっている。

四六判 200頁

■現代社白鳳選書　14
ナイチンゲール看護論・入門
──"看護であるものとないもの"を見わける眼

金井　一薫　著
第1版　1993年　四六判　288頁　定価1,650円（税別）

　「看護の仕事は，快活な，幸福な，希望にみちた仕事です。犠牲を払っているなどとは決して考えない，熱心な，明るい，活発な女性こそ，本当の看護婦といえるのです」（ナイチンゲール）
　この言葉に出会ったことがきっかけになり，以来30年以上の歳月を，著者はひたすらナイチンゲール研究に注ぎ込んできた。ナイチンゲールが後世の看護婦たちに残したものは，まだ無垢のままに横たわっており，それらを解明していくことで，看護の世界は大きく開けてくるものと感知しえたからである。ナイチンゲールの看護論は決して古びた思想ではない。むしろ21世紀の看護のあり方と人類の健康を思考していくときに，大いなる道標となる生命感あふれる思想である。

■現代社白鳳選書　18
ケアの原形論（新装版）

金井　一薫　著
第2版　2004年　四六判　280頁　定価1,800円（税別）

　看護と福祉の連携と統合を目指す著者は，両分野を支える学問的基盤が強固でないとして，「ケアの原形論」を明らかにするために19世紀イギリスにさかのぼり，"ケアの天才"ナイチンゲールの思想とその業績を分析した。
　「ケアの原形論」は，現代の日本において，さまざまに現象している看護と福祉の姿から，今後のあり方やその展望を思考するとき，立ち戻るべき思考のよりどころを教え，さらに本質を見失うことなく，あるべき姿を描けるように導く道標のような役割を持つ。著者は，「原形」思考を基にして日本に合ったケアシステムを構築する責任が，両分野の人たちに求められていると説く。